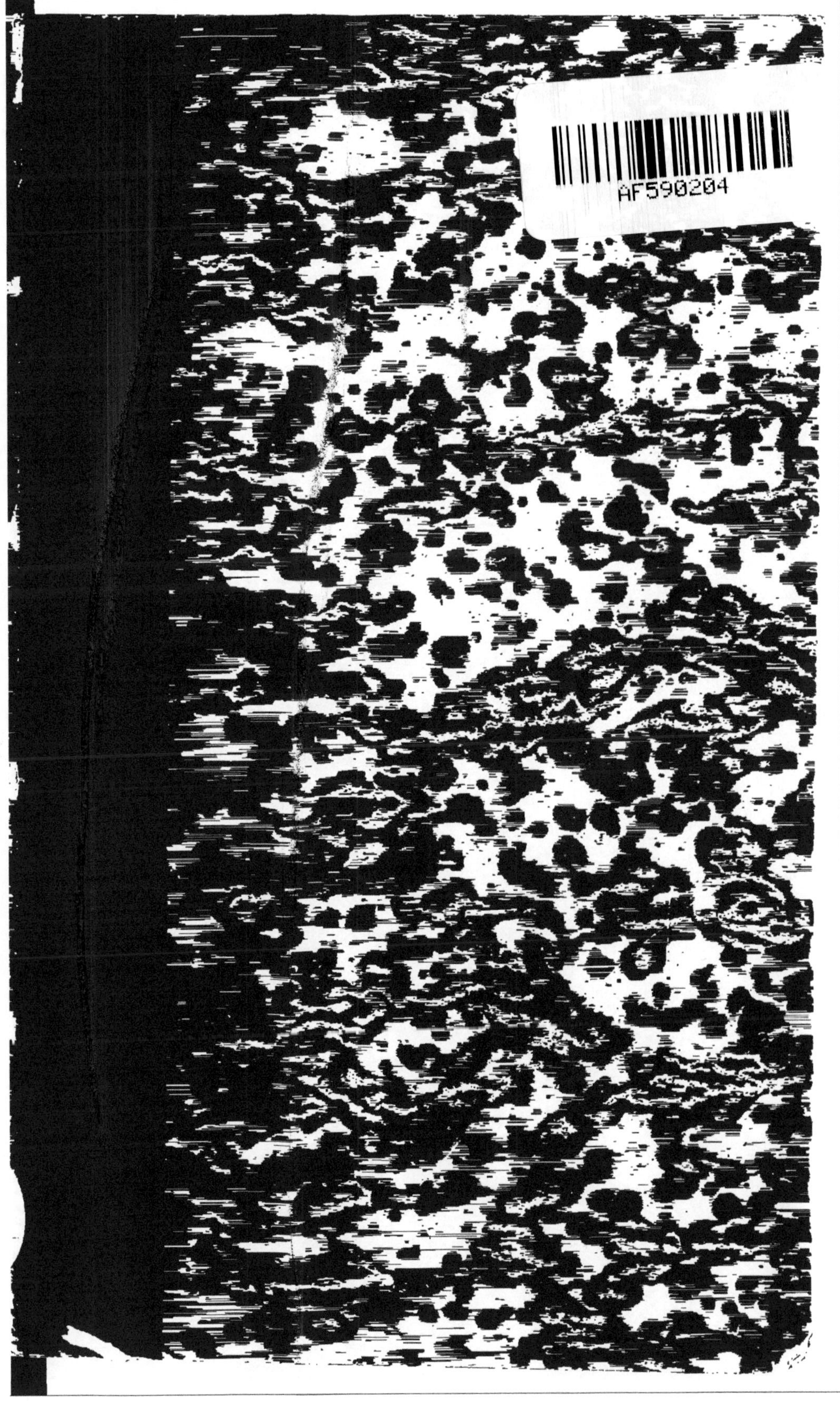
AF590204

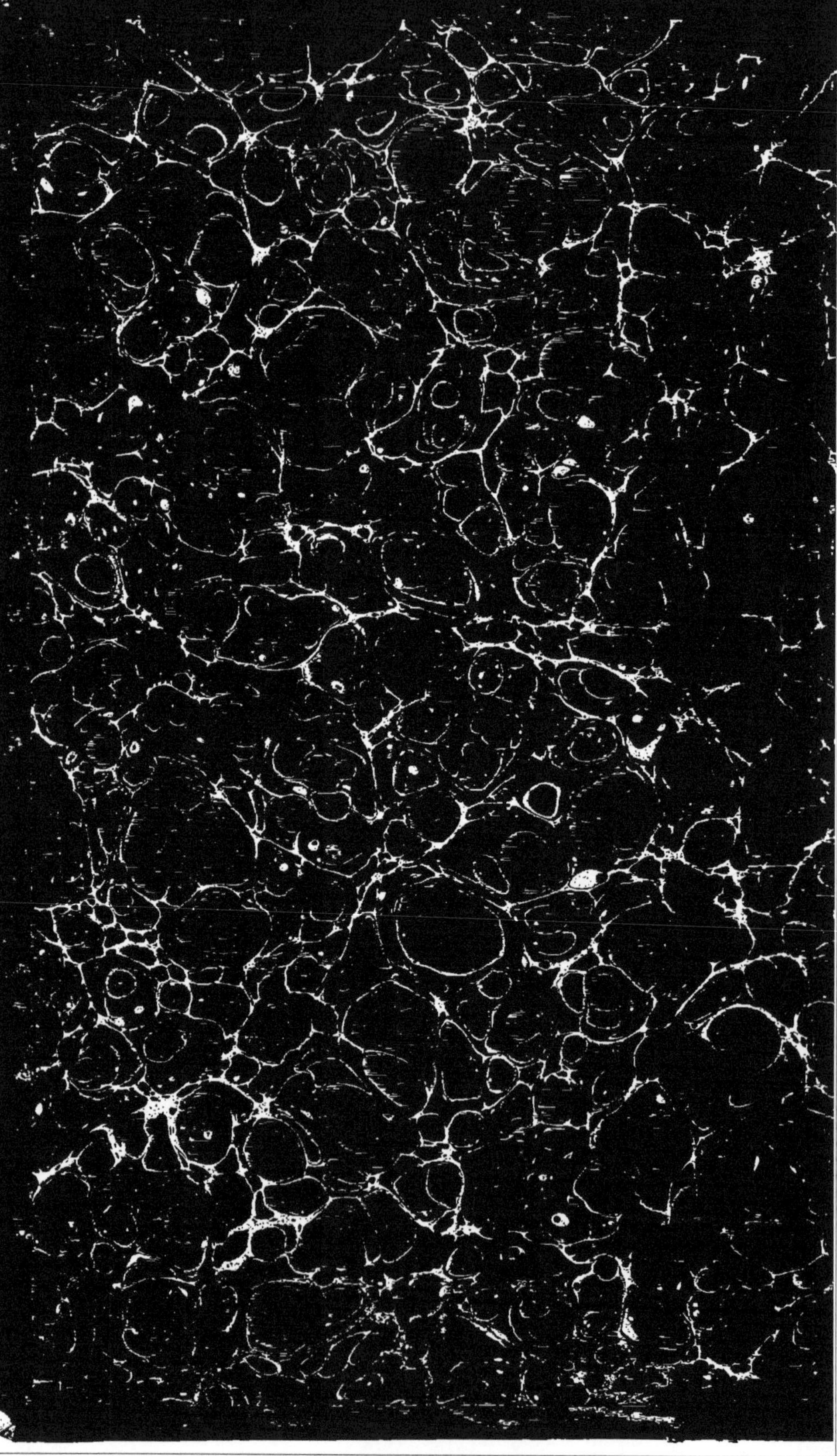

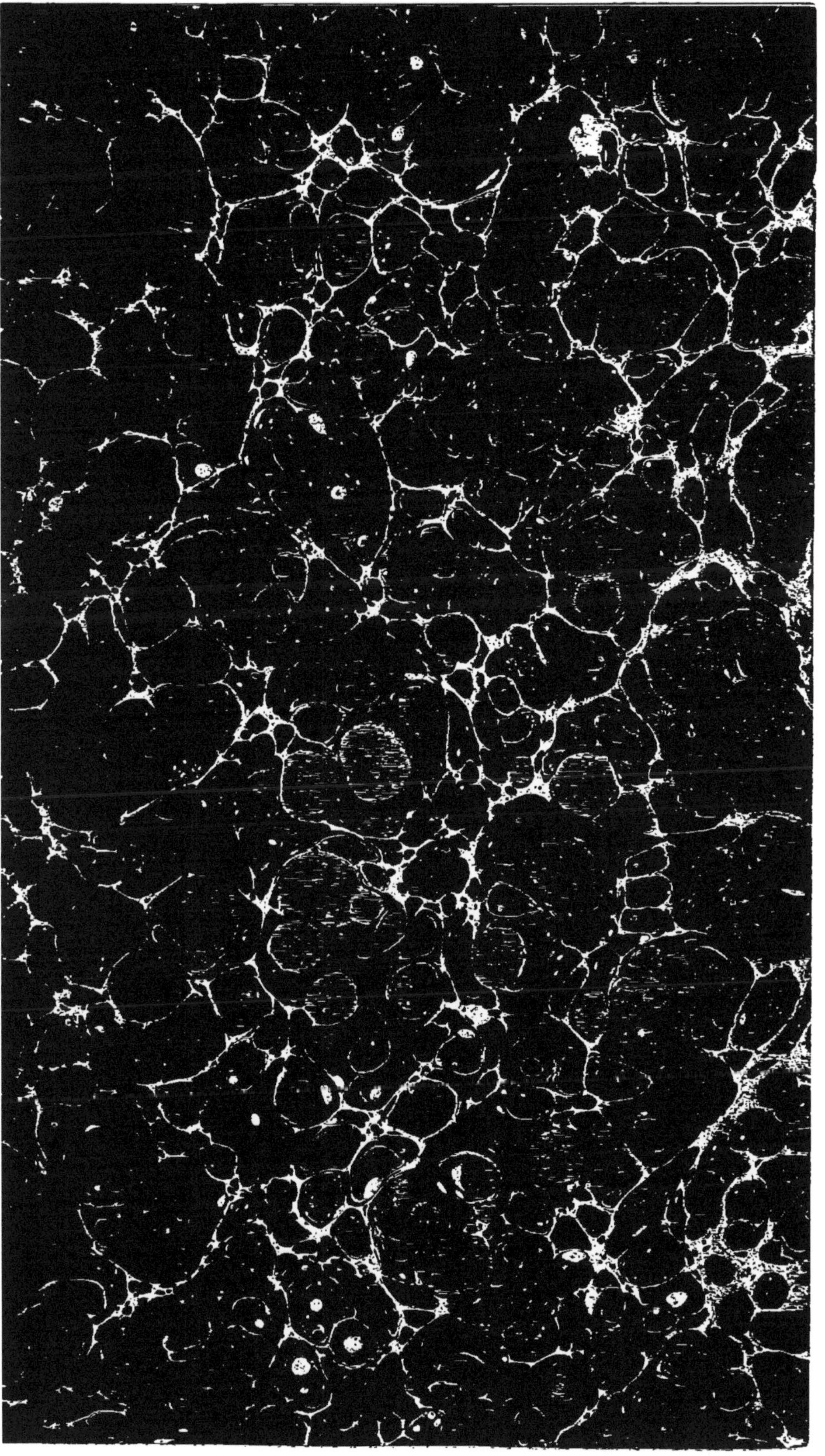

LE DUC D'ENGHIEN.

HISTOIRE-DRAME.

IMPRIMERIE DE LACHEVARDIERE,
RUE DU COLOMBIER, N° 30.

LE

DUC D'ENGHIEN,

Histoire-Drame,

PAR

EDOUARD D'ANGLEMONT.

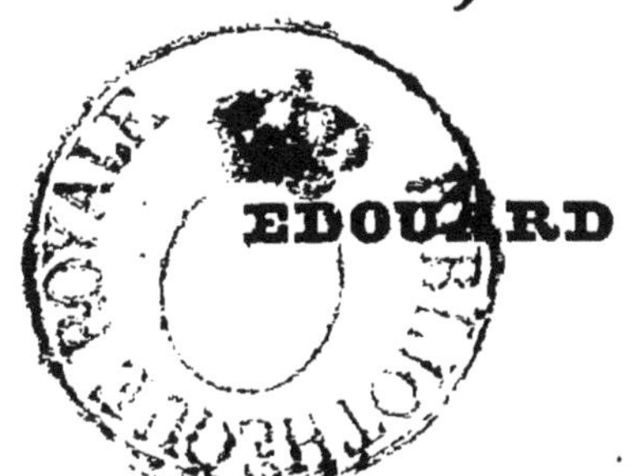

Quæ sunt Cæsaris, Cæsari.

EVANG. SECUND. MATH.

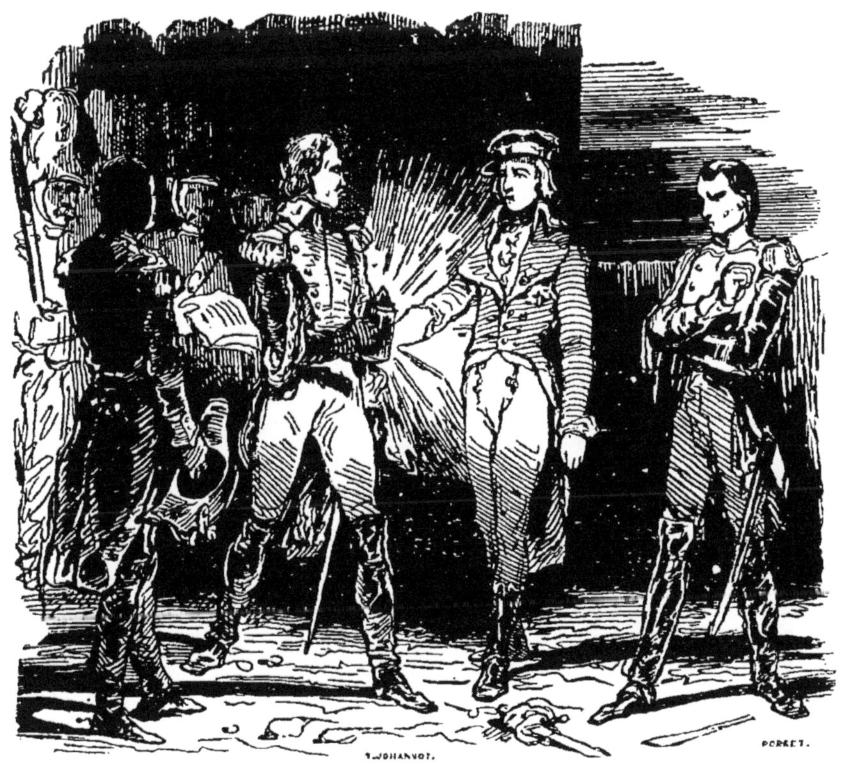

PARIS,

LIBRAIRIE DE MAME-DELAUNAY,

RUE GUÉNÉGAUD, N° 25.

1832.

Ceci est une préface; lisez ceci; il ne faut plus mépriser les préfaces.

J'ai bien des choses à vous dire : j'ai à vous parler de littérature, et de politique aussi, de littérature d'abord.

Mon Dieu! rassurez-vous, je ne

toucherai ni à la théorie monumentale du grotesque et du sublime; ni aux immortalités de camaraderie : ni à Racine et Boileau, les pauvres hères! qui ne valent plus une once de critique, depuis les vers et les drames qui se composent par le temps qui court. Je viens, en premier lieu, vous avouer tout humblement que je suis un grand misérable d'avoir écrit deux ou trois cents pages de dialogue sans les avoir arrosées à la fois du génie de Corneille et du génie de Molière, comme a fait un grand poète, dans un grand drame, si l'on en croit les satellites de la planète, ces fougueux, ces épileptiques thuriféraires dont j'ai déjà parlé dans une autre préface.

On n'a pas toujours l'esprit disposé à s'abandonner aux caprices de l'imagination, à jeter dans le moule poétique de douces et mélancoliques rêveries, ou de merveilleuses et fantastiques traditions, surtout lorsqu'on n'est point au milieu des fleurs et des bois, sur une roche escarpée et sauvage, non loin d'un fleuve majestueux ou d'un bel étang d'eau vive, ou qu'on ne respire point l'air suave et les ineffables souvenirs de la terre natale. Un matin, comme je m'éveillais, au milieu de mes livres, de mes papillons, de mes vases étrusques, il me descend tout-à-coup d'en-haut l'inspiration de reproduire simplement un drame contemporain rouge au cœur du sang d'un Condé; aussitôt j'ai recueilli des matériaux épars et j'ai édifié mon œuvre. Donc, muses, folles et enivrantes magiciennes, silence! Voilà l'histoire qui passe!

L'histoire est la justice du peuple; le peuple est la voix de Dieu! Voilà la voix de Dieu qui tonne! Voilà la justice de Dieu qui passe!

Écoutez! La justice de Dieu n'est pas un mot! Si vous croyez que l'homme roule de chute en chute au néant, que le mensonge peut toujours mentir, et le mal être mal impunément, vous délirez! Prenez garde au passé! La voix du sang d'Abel maudit encore Caïn le fratricide, et le meurtre a six mille ans! et jugez encore par ce qui suit :

Bonaparte fut grand : il avait pris notre France sur ses épaules pour la retirer des ruines, comme jadis Énée qui sauva son père et ses dieux à travers Ilion en flamme! Bonaparte fut grand : il avait pris racine de gloire sur les Alpes, sur les Pyramides, sur le Kremlin! Bonaparte fut grand : il avait, lui, représentant de la civilisation actuelle, réalisé pour les siècles modernes la merveilleuse allégorie des travaux d'Hercule! Cependant demandez-lui le secret de sa destinée terrible; ce soldat, *fils de la liberté*, que vous avez cru un despote, vous répondra qu'il lui fallait subir la nécessité fatale de sa conservation. Réfléchissez là-dessus : Il mitraille le peuple, et c'est bien ! Il soufflète de son épée insolente vos tribuns et vos dictateurs, et c'est bien ! Il prend la pourpre et la couronne ; il décime les populations ; il défend de penser à Chateaubriand et à madame de Staël ; il humilie sa Joséphine et la susceptibilité française, pour greffer un héritier de son nom sur la tige étrangère des Césars d'Allemagne, que nous avions foulée sous nos pieds, et tout cela c'est bien !

Mais aussi, au jour venu, rien ne

lui a été pardonné : de toutes parts des tempêtes de malédictions se sont élevées soudainement contre lui, et les pierres des fossés de Vincennes ont pris, pour l'accuser, leur partie, dans le concert universel de représailles !

Mais la mort du duc d'Enghien, cette action qui a fait une si large tache sur la vie de Bonaparte, cette action qui sur le rocher de Sainte-Hélène était pour son cœur le vautour de Prométhée, cette action doit-elle lui être attribuée tout entière? je ne le pense pas : j'ai lu des écrits, j'ai écouté des paroles qui s'accordent à le dégager de la responsabilité suprême du sang répandu, qui s'accordent à en charger un autre!

Monsieur le duc de Rovigo surtout s'est porté comme accusateur public dans cette affaire contre quelqu'un qu'il faut enfin nommer, M. le prince de Talleyrand. Moi, je me suis, de mon autorité d'homme qui écrit, constitué tribunal, cour d'assises; j'ai traduit l'accusé à ma barre; et après lui avoir fait dérouler sa vie, après avoir entendu des dépositions écrites et verbales, je l'ai condamné, il est vrai, sans preuves matérielles, mais je l'ai condamné selon ma conscience, d'après ma conviction intime, comme un juré! Je n'ai point tenu compte de la pièce à décharge : *Explications offertes aux hommes impartiaux, par le comte Hulin.* Ne savais-je point de bonne part que le président de la commission de Vincennes, vieux et aveugle, n'avait consenti à se grever du crime de cette brochure que pour assurer le bien-être et la tranquillité de ses derniers jours ?

Maintenant il me reste à envisager, après cette importante question de la vérité historique du sujet que j'ai abordé franchement, quelques détails d'art pur, réminiscences de poète, auxquels je n'accorde pas toujours une valeur trop secondaire ; j'attache en effet un peu d'importance à ce que je vais écrire, et je crains qu'il ne me soit permis de tirer une conclusion rigoureuse de la proposition que j'énonce ici :

Il y avait autrefois une littérature en France!

Une littérature, ce n'est pas les *Contes drôlatiques*, véritable combinaison chimique de Rabelais, de Bocace, et de la reine de Navarre; ce n'est point du moyen âge distillé en poussière de mots, comme il en pleut dans nos remouleurs de Walter-Scotterie; ce n'est pas la comédie à mouches de M. Bonjour, esquisse quelquefois spirituelle de mœurs qui n'existent plus, ou qui plutôt même n'ont jamais existé ; ni une scène d'amour marivaudée par M. Scribe pour Léontine Fay, ni trois actes à couplets de M. Ancelot, juste-milieu littéraire, aujourd'hui le roi de la rue de Chartres. Ce n'est pas non plus... J'allais vous parler de Joseph Delorme et autres... respect aux morts !

Ce n'est pas non plus les chants étranges du chef de la pléïade moderne. Hélas! celui qui était un ambitieux soleil d'Orient, devant lequel s'agenouillèrent les confidens de la parade, est descendu dans un autre signe, où nous avons vu pâlir une originalité d'emprunt, au milieu des brouillards d'automne, et sous la réflexion dédaigneuse de Lamartine; puis, qui ne reconnaîtra qu'une fatalité de rapprochemens historiques pèse sur le Ronsard d'aujourd'hui; comme Ronsard qui voulut ressusciter l'antiquité, celui-là fit du pédantisme en faveur du moyen âge; comme Ronsard, il fit la roue à déployer toutes sortes de ressources de style; mais la forme seule se prête aux développemens de sa pensée; jamais le cœur n'entre pour rien dans les élucubrations du cerveau de ce poète de la matière; et voilà pourquoi on s'étonnera peut-être un jour, en lisant par hasard quelques pages d'éblouissantes descriptions, de ce qu'il ne restera du dieu que son nom seul, parce qu'il n'a pas eu dans sa vie une idée qui fût une création; qu'ainsi que l'a dit Platon, pour être vraiment poète il faut inventer des fictions, et qu'il est toujours facile d'être dépassé dans la forme par ceux qui traduisent, sur la ligne du progrès, l'imitation des mots.

Où en est donc notre pauvre littérature ?

Place à M. Barthélemy! en voilà un du moins qui représente la vie de son époque. Celui-là ne s'amuse point aux passions innocentes des sylphes et des ondines; ce qui est beau dans la nature ne lui prouve rien ; c'est une muse échevelée et sanglante, c'est *Némésis* qu'il lui faut. Diable! ce gentilhomme parnassien de l'école de l'abbé Delille ne descend jamais plus bas que l'alexandrin ; comme il moule heureusement son indignation virulente entre deux rimes pleines et harmonieuses! comme sa colère de fabrique déborde en épithètes riches et sonores ! Aussi avez-vous vu comme la France de la révolution de juillet accroupie à la face des nations a battu des mains aux proscriptions hebdomadaires du moderne Juvénal coiffé du bonnet de Phrygie ?

Que voulez-vous que l'avenir fasse de tout ce qui flue journellement du génie de nos écrivains? Dites-moi donc où vous trouvez l'expression de la société; cherchez un ensemble dans ce chaos d'inharmonies.

Dernièrement quand vous croyiez à la liberté, quand vous reveniez à la religion, lorsque la populace ne hurlait pas sous vos fenêtres, vous aviez les *Messéniennes* et la Chanson de Béranger, les *Méditations* de Lamartine et les Odes de Victor Hugo, les *Machabées* de Guiraud et le *Saül* de Soumet, l'éloge de Villemain et la traduction de Pongerville, la philosophie de Cousin et le conte de Briffaut, l'Histoire de Barante et l'épître de Viennet. Lorsque florissait le gouvernement du sabre, vous aviez Fontanes pour les harangues académiques, Baour-Lormian pour la poésie d'images, Lemercier, Raynouard et Arnault pour la tragédie rimée, Jouy pour la tragédie chantée, Etienne pour la comédie en vers, Alexandre Duval pour la comédie à larmes, Picard pour la comédie en prose, et Vial pour la comédie à ariettes ; puis avant, Voltaire, Montesquieu, Diderot et Rousseau vous avaient enfanté Mirabeau, Mounier, Danton, Talleyrand et Robespierre, en ce temps-là où vous pouviez vous passer de littérature !

Et puisque aujourd'hui votre littérature est sans couleur, fausse, exotique, votre société est donc nécessairement soumise à de funestes influences. Il y a trois ans vous avez renversé la règle des trois unités : quel est le théâtre qui vous reste ? Il y a deux ans vous avez sapé la base essentielle des trois pouvoirs : quel est le gouvernement qui vous reste ? rappelez-vous, je vous en conjure, la morale de la fable qui a pour titre : *les grenouilles qui demandent un roi.*

Votre scène a sans doute ses chefs-d'œuvre que vous applaudissez d'enthousiasme moyennant dix-huit cents billets de faveur ! Oui, mais vous n'avez plus qu'adultères, incestes, parricides, infanticides, depuis la

Ronde turlupine du succès éclatant et mérité de Henri III, depuis que la bande noire littéraire a proclamé l'auteur de *Phèdre* polisson, à l'unanimité des voix; puis sont venus les dramaturges, trafiqueurs de noms et de scandales contemporains. Pauvre théâtre!

Il ne faut pourtant pas garder rancune à certaines tentatives : des esprits consciencieux ont essayé une gloire digne de plusieurs. M. Alfred de Vigny ne traduira plus, car la flèche a volé au but, la couronne est tombée sur la tête de Shakspeare; mais à celui dont l'expression est toujours vraie, dont le style s'élève et s'abaisse tour à tour avec la même facilité, il reste le mérite d'avoir marqué un pas où personne n'avait encore réussi : maintenant ni vous ni moi n'irons crier sur son chemin : Voulez-vous des pensées? Toutefois l'auteur de *la Maréchale d'Ancre* ne sera jamais compté peut-être parmi les écrivains de théâtre. Quelque chose s'oppose maintenant aux succès des esprits supérieurs devant un parterre français, et voilà sans doute pourquoi M. Mérimée n'a pas osé une seule fois traduire pour un public de spectateurs les dramatiques inspirations de Clara Gazul. Honte à nous! l'art et la pensée nous trouvent insensibles dans nos préoccupations mesquines de misérables effets de scène, de sorte que le drame de l'époque se résume par cette trinité : Dumas, Scribe et Ducange, puisque le théâtre ne veut pas de notre géant lyrique qui avait pourtant, dit-on, bonne envie de faire marchandise du drame.

Encore, à bien réfléchir, Alexandre Dumas resterait seul; car le système d'*Antony* représente parfaitement les systèmes des deux genres rivaux. Donc nous possédons notre Corneille, notre Molière, notre Voltaire, notre Schiller, notre Shakspeare! Dieu merci, la Porte-Saint-Martin est en mal de génie quatre ou cinq fois par an! M. Harel attèle des collaborateurs au char triomphal de son fournisseur général, et décidément cela va bien! De quoi se plaindrait-on?

Oh! pour ceux qui aiment l'art, c'est une douleur amère que d'assister aux funérailles de la littérature! toutes tes gloires s'en vont, pauvre France!

Je le répète, c'est que vous n'avez pas de société harmonisée! c'est qu'il vous est impossible de faire vivre l'ordre de la pensée au milieu du désordre politique; et je vais vous montrer où vous en êtes, Messieurs les artisans de révoltes et d'émeutes!

Vous avez tiré des coups de fusil

pendant trois jours, parce que la nation française est un peuple d'action qui se bat en duel de tout cœur, quand il se croit insulté! Alors, un général qui ne sait pas commander; un législateur qui n'entend rien à faire des lois; un héros qui n'a point la vertu d'avoir un vice; un citoyen français qui prend sa patrie dans les deux mondes, comme si un Athénien, le vertueux Aristide par exemple, eût pu se naturaliser Spartiate; un quasi-républicain; un songe-creux sans pratique ni théorie; un grand homme de hasard, qui fait métier de trahir la fortune des évènemens, a vomi son impuissance sur le bord de votre révolution! Oh! le piteux vieillard! on a improvisé une royauté à la satisfaction commune des banquiers les mieux achalandés! alors on s'est extatiquement pâmé de joie et d'aise, en voyant qu'on avait procréé une œuvre si miraculeuse, à savoir la pierre philosophale *d'une révolution pure et sans tache.* Oh! de quelle farine étiez-vous donc pétries, niaises capacités du gouvernement provisoire!

Il convient de l'avouer : à l'époque du ministère Polignac, notre éducation politique, telle que l'avait faite l'opposition de certaines feuilles, était étroite et fausse; les Bourbons de la branche aînée, détestés par ceux qui avaient subi l'influence du journalisme, ne représentaient guère à leurs yeux qu'une question de haine particulière pour des noms d'hommes. Quelques penseurs avaient été plus loin, mais le temps n'était pas venu de les comprendre; et quand la dynastie odieuse fut balayée par la conspiration de juillet, nous étions si déplorablement ignares en fait de vues gouvernementales, que tout sembla d'abord à peu près déterminé au gré des vœux de chacun. Cependant, l'on s'était trompé à ce jeu de sottes illusions; il y avait un principe plus vital dans cette lutte entre le pouvoir et la liberté, c'était l'organisation de la société; car, à bien en comprendre le sens, c'est une idée secondaire, une conséquence relative, que le bonheur du peuple, dont il est parlé à tout propos aujourd'hui par toutes sortes de beaux diseurs.

Le bonheur du peuple comme effet, la réorganisation de la société comme cause, voici donc notre point de départ le plus vrai.

Hélas! si nous doutons que la donnée qui a été posée pour la solution de ce grand problème puisse en féconder les résultats, c'est que, selon quelques prévisions de la sagesse que les hommes ont puisée dans les calculs de l'expérience et l'étude de l'histoire, il n'en a pas été probablement ainsi résolu dans les voies de la Providence; l'enchaînement universel des choses admet rarement des exceptions normales, et la destinée de la civilisation n'est pas toujours confiée aux secousses des volcans politiques.

Il est temps de penser sérieusement à l'avenir de la France, qui ne doit pas mourir encore, et qui, telle que la fleur voilée de frimas, attend qu'un rayon d'en-haut vienne la régénérer!

Pleurent ceux-là qui ne croient pas en Dieu, c'est-à-dire en la vérité!

En attendant, il appartient aux écrivains d'entreprendre une haute tâche d'éducation sociale. Qu'ils le sentent! Il reste une place à peu près vide à occuper sur le terrain des discussions publiques, lorsqu'il arrive trop souvent qu'une préindisposition d'hostilité permanente contre des noms propres réduit les thèses les plus importantes à passer par l'étamine journalière d'une mesquine critique de détails. S'il n'est pas encore permis à tous de prendre part ensemble à la communion d'une même religion politique, chacun ne devrait-il pas du moins se débarrasser de vieilles inimitiés, pour arriver plus vite au même but, celui de la confraternité des cœurs vraiment français!

Quant à moi, long-temps distrait aux rêves frais et poétiques d'une jeune imagination, aux allégories mystérieuses du moyen âge, j'ai pris une plus large toile, et j'ai fait un tableau d'histoire moderne; qu'on me pardonne d'avance de revenir en de meilleurs jours, bientôt, peut-être, à la prédilection que j'ai eue dès l'enfance pour les légendes héréditaires de notre vieille patrie, de ramener ma pensée et mes vers à ces émotions vives qui naissent d'une femme aux doux yeux, d'un beau site, d'un vieux château!

Je finis maintenant! Un soi-disant philosophe, Fontenelle, a dit que s'il avait la main pleine de vérités il ne l'ouvrirait pas pour les laisser s'échapper au dehors ; mot ingénieux peut-être, mais sorti d'une âme pusillanime et profondément égoïste ! L'auteur de ce livre n'est point de l'avis de Fontenelle ! Il jouit de cette croyance que Dieu nous a fait vivre pour l'honorer par la pensée et la parole ; qu'il faut être saint et juste devant soi et devant les autres, et que toute vérité est bonne à dire dans l'intérêt de l'homme et des peuples !

Château de Limay, 20 juillet 1832.

LE DUC D'ENGHIEN.

HISTOIRE-DRAME.

UNE SOIRÉE A CHANTILLY.

PERSONNAGES.

LE PRINCE DE CONDÉ.

LE DUC D'ENGHIEN.

UN PAGE.

MARIE.

BERNARD.

ÉLISABETH.

UNE BOHÉMIENNE.

UN BRACONNIER.

UNE PAYSANNE.

GARDES-CHASSE, PAYSANS, PAYSANNES, etc.

UNE SOIRÉE
A CHANTILLY.
25 AOUT 1787.

Le parc de Chantilly ; des arbres élevés et touffus partagés en allées. On aperçoit d'un côté la statue du grand Condé, et de l'autre le canal. De tous côtés agitation, tumulte : fête champêtre.

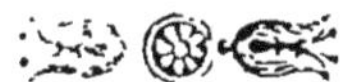

BERNARD.

Par ici, mes amis... à la balançoire !

ELISABETH.

Est-il bon, monseigneur ! il nous ouvre son parc pour nous divertir.... il n'est pas fier, celui-là...

BERNARD.

Pardine, je le crois bien, un Bourbon...

c'est tous de si braves gens... le cœur sur la main, quoi!...

MARIE.

C'est pourtant au jeune prince, au duc d'Enghien que nous devons tout cela... Son grand-père est sérieux... il n'aime pas tant les fêtes.... Mais le duc d'Enghien, il faut voir comme il fait danser les jeunes filles...

BERNARD.

Ah! ah! on dit qu'il t'a fait danser encore plus que les autres, toi... Faut pas rougir... il n'y a pas de quoi... le choix d'un prince... ça fait honneur...

MARIE.

Ne dites pas ça...

(Arrivent des marchands de petits gâteaux et de sucreries : ils ont tous les princes de la famille royale en sucre. Marie et les autres paysannes s'approchent et achètent. Marie ne prend qu'une figure de sucre et la regarde.)

BERNARD.

Ah! ah! dites donc, vous autres... voyez donc Marie... là-bas... savez-vous ce qu'elle a acheté ?...

TOUS.

Non, non... quoi donc?

BERNARD.

Devinez!

ÉLISABETH.

Est-il bête! est-ce qu'on peut deviner quand on ne sait rien?

BERNARD.

Eh bien! ah! ah! c'est un duc d'Enghien... La voilà qui revient... le prince qui lui parle... chut...

(Le duc d'Enghien s'approche tenant Marie par la main. Un page les suit, et dévore Marie des yeux.)

LE DUC D'ENGHIEN.

Comment, mademoiselle, vous m'avez

choisi de préference au roi et aux autres princes?

MARIE.

Dame, monseigneur, c'est que je vous connais bien, et que je n'ai jamais vu les autres....

LE PAGE, avec dépit.

Cela ressemble si l'on veut... mais quand le cœur s'en mêle... C'est le prince qu'elle aime.

(Une bohémienne entre en scène.)

LE DUC D'ENGHIEN.

Ah! voilà une bohémienne.... consultons-la.

LA BOHÉMIENNE monte sur un escabeau, elle tient en main un cornet de fer-blanc.

Qu'est-ce qui veut savoir sa bonne aventure?... Allons, mes amis, allons, mes belles demoiselles... ça ne coûte pas cher, rien qu'un sou... pour connaître votre avenir..

Voyons... qu'est-ce qui commence? (A Bernard.) Est-ce toi, joli garçon?

BERNARD.

Ma foi, oui... ça fait que quand je saurai ce qui doit m'arriver, je m'y prendrai de façon à ce que ça ne m'arrive pas.

(Après avoir examiné sa main, la bohémienne lui parle dans l'oreille avec le cornet de fer-blanc.)

BERNARD.

La tête coupée!... est-elle bête!... est-ce que je suis noble pour ça...? si tu avais dit pendu... à la bonne heure... pauvre vilain, j'aurais eu peur... je ne peux pas avoir la tête coupée... elle ne sait ce qu'elle dit...

LA BOHÉMIENNE.

Dans cinq ou six ans.... il y aura bien des choses de changées en France!.... Et vous, mon beau prince, voulez-vous que je vous dise aussi votre bonne aventure?

LE DUC D'ENGHIEN.

Volontiers... commencez, mademoiselle... (*Bas à Marie.*) Si tu voulais, tu pourrais bien me la dire... (*A la bohémienne.*) Pas de cornet, parle pour tout le monde... c'est plus gai...

LA BOHÉMIENNE *à Marie après avoir examiné sa main.*

Vous aimez quelqu'un plus haut que vous...

MARIE *bas.*

C'est vrai...

LA BOHÉMIENNE.

Ce n'est pas lui que vous épouserez.... et quand vous serez la femme d'un autre, son sang coulera !...

MARIE.

Ah! mon Dieu !

LE DUC D'ENGHIEN.

Ne vous effrayez donc pas, mademoiselle... elle s'amuse... et nous aussi... A mon tour.

LA BOHÉMIENNE prenant la main du duc d'Enghien.

Grand Dieu!... qu'ai-je vu?

LE DUC D'ENGHIEN.

Eh bien!... poursuivez.

LA BOHÉMIENNE.

Monseigneur, je n'ose pas.... affreux!!...

LE DUC D'ENGHIEN.

Allez toujours... Je le veux...

LA BOHÉMIENNE.

Puisque vous me l'ordonnez... je parlerai... Eh bien!... de grands malheurs... l'exil... des batailles... des gens vêtus d'uniformes... une arrestation... des coups de fusil... et du sang qui coule!!!...

LE DUC D'ENGHIEN riant.

Où va-t-elle chercher tout cela?...

LA BOHÉMIENNE.

Au nom du ciel! quand les temps seront venus, ne vous approchez pas de la France...

LE DUC D'ENGHIEN un peu troublé.

Je ne la quitterai jamais, la France... Assez, tais-toi, tu extravagues... (Il lui jette une bourse.) Tiens, voilà pour tes folies!...

LA BOHÉMIENNE.

Merci, monseigneur... (Avec solennité.) Vous me direz un jour si je suis folle!...

LE DUC D'ENGHIEN.

Allons d'un autre côté... voulez-vous?...

LE PAGE.

Il ne la quittera pas!... (A Marie qui reste un

peu en arrière.) Marie... si tu savais comme je t'aime...

MARIE.

Laissez-moi donc, monsieur le page...

LE PAGE.

Si j'étais duc ou prince, vous ne me traiteriez pas ainsi.

LE DUC D'ENGHIEN s'arrêtant devant un tir à l'oiseau, à Marie qui s'approche de lui.

Mademoiselle, vous allez voir si je suis adroit... A qui abattra l'oiseau. (Au page.) Tire le premier.

LE PAGE.

Monseigneur, nous verrons qui des deux... (Il tire et manque l'oiseau.) (A part.) O rage !

LE DUC D'ENGHIEN prenant le fusil.

Tu n'es pas fort, mon cher Caulaincourt... Tiens, je vais te donner une leçon... (Il tire, et abat l'oiseau, qui tombe près de lui ; il le ramasse.) Mademoiselle permettra-t-elle que je lui fasse hommage de ma victoire ?

LE PAGE se retirant.

Il n'y a pas moyen de lutter... elle sera sa maîtresse...

MARIE baissant les yeux.

Monseigneur !... je l'offrirai à ma mère Marguerite.

LE DUC D'ENGHIEN.

Marguerite Renaud... peut-être ?

MARIE.

Oui, monseigneur...

LE DUC D'ENGHIEN.

Marie !... tu es donc Marie ?... tu es donc ma sœur de lait ?... En effet, maintenant je te reconnais. Tu te souviens, Marie, de nos jeux avec ton petit frère Louis...

MARIE.

Il s'appelait comme vous, comme notre bon roi...

LE DUC D'ENGHIEN.

C'est aujourd'hui notre fête à tous... Comme tu m'aimais alors!... tu ne l'as pas oublié ?...

MARIE.

Non, monseigneur... nous autres jeunes filles, nous n'oublions rien...

LE DUC D'ENGHIEN.

Tu m'aimes donc encore un peu ?

MARIE.

Il faut bien aimer ses maîtres.

(Le duc d'Enghien s'écarte avec elle de la foule, et s'arrête près du canal.)

LE DUC D'ENGHIEN.

Ma bonne Marie.. quel bonheur, dis

donc, de se revoir... quand on ne s'est pas vu depuis bien long-temps, de se retrouver avec le même cœur, le même amour? (Il lui serre la main, et va pour l'embrasser; apercevant le prince de Condé qui arrive sur une gondole). Mon grand-père!... (S'éloignant d'elle.) Marie, demain... à huit heures du matin, ici... je t'attendrai...

MARIE.

Je dois obéir à mes maîtres... (Elle s'éloigne en courant, et disparaît.)

(Le prince de Condé débarque; le duc d'Enghien va à sa rencontre).

LE PRINCE DE CONDÉ au duc d'Enghien.

Eh bien! ces braves gens prennent-ils du plaisir?

LE DUC D'ENGHIEN.

Oui, grand-papa... et ils sont bien reconnaissans de tous les divertissemens que vous leur donnez...

LE PRINCE DE CONDÉ.

Un jour, mon ami, vous recueillerez

notre héritage ; nous avons voulu l'augmenter de l'amour de nos vassaux... Mais qu'est-ce là ?

(Des gardes-de-chasse amènent un chasseur.)

UN GARDE-DE-CHASSE.

Sous votre respect, monseigneur, c'est un braconnier qui se permettait de tirer sur les lapins de Votre Altesse... parce que probablement il nous croyait aussi en fête...

LE PRINCE DE CONDÉ.

Conduisez cet homme à la prison du château... et demain on lui infligera le châtiment...

LE BRACONNIER se jetant à genoux.

Monseigneur, c'était la première fois... et pour un méchant lapin... Grâce ! grâce ! monseigneur !

LE DUC D'ENGHIEN.

Grand-papa, c'est un jour de fête... ne

le troublez point par un acte de rigueur... Donnez-lui sa grâce, grand-papa.

LE PRINCE DE CONDÉ.

Mais, mon ami, vous n'avez que cela à me demander.

LE DUC D'ENGHIEN.

C'est que jamais vous ne me refusez.

LE PRINCE DE CONDÉ souriant.

Laissez donc prendre de mauvaises habitudes aux enfans!...

LE DUC D'ENGHIEN au braconnier.

Allons, tu as ta grâce... mais ne recommence pas.

LE BRACONNIER.

Non, monseigneur... jamais... (se retirant.) Comment pourrais-je reconnaître...

(Sur un signe du prince de Condé, on tire le feu d'artifi ce. Les paysans rassemblés en foule témoignent leur admiration par des cris de tout genre... Un grand tumulte a lieu. Un jeune enfant est blessé par une baguette. Le duc d'Enghien lui fait donner des secours, et glisse une bourse d'argent dans la main de sa mère.)

LA MÈRE.

Merci, monseigneur... Quel bon prince !... Où en trouver un comme celui-là ?

LE PRINCE DE CONDÉ avec attendrissement, lui serrant la main.

Mon ami, je suis content de vous... Vous serez ma joie !

(Ils montent tous deux dans une gondole qui se dirige vers le château.)

QUARANTE JOURS

DU CONSULAT.

(1804.)

PERSONNAGES.

BONAPARTE, premier consul.

CAMBACÉRÈS, second consul.

LE DUC D'ENGHIEN.

TALLEYRAND, ministre des relations extérieures.

BERTHIER, ministre de la guerre.

REGNIER, grand-juge, ministre de la police générale.

MURAT, gouverneur de Paris.

CAULAINCOURT, } généraux de division.
ORDENER, }

CHATEAUBRIAND.

PICHEGRU.

GEORGES CADOUDAL.

DUBOIS, préfet de police.

RÉAL, conseiller d'état.

SAVARY, commandant de la gendarmerie d'élite.

SHÉE, préfet du Bas-Rhin.

HULIN, général de brigade, commandant les grenadiers à pied de la garde des consuls.

HAREL, commandant du château de Vincennes.

GUITTON, colonel du 1er régiment de cuirassiers.

BAZANCOURT, colonel du 4e régiment d'infant. légère.

BARROIS, colonel du 96e régiment d'infant. de ligne.

RAVIER, colonel du 18e régiment d'infant. de ligne.

RABBE, colonel du 2e régiment de la garde municipale de Paris.

DAUTANCOURT, major de la gendarmerie d'élite.

ARMAND DE POLIGNAC,
JULES DE POLIGNAC,
CHARLES DE RIVIÈRE,
BOUVET DE LOZIER,
COSTER-SAINT-VICTOR,
CHARLES D'HOZIER,
RUSILLION,
ROCHELLE,
DAVID,
LOUIS DUCORPS,
LAJOLAIS,
ROLLAND,
LÉRIDANT,
COUCHERY,
ROGER dit LOISEAU,
LAGRIMAUDIÈRE,
HERVÉ,

} Complices de Georges Cadoudal et de Pichegru.

Lenoble,	
Deville,	
Armand Gaillard,	
Joyaut dit Villeneuve,	
Noel Ducorps,	Complices de Georges Cadoudal et de Pichegru.
Datry,	
Burban,	
Lemercier,	
Lelan,	
Even,	
Mérille,	
Picot,	

Rosey, adjudant-major, capitaine au 9e régiment d'infanterie de ligne.

Molin, capitaine au 18e régiment d'infanterie de ligne.

Noirot, lieutenant de la gendarmerie d'élite.

Le baron de Grunstein, 1er gentilhomme du duc d'Enghien.

Joseph, valet de chambre du duc d'Enghien.

Truchon, marchand de vins.

Un Soldat.

Un Paysan.

Madame Bonaparte.

La princesse CHARLOTTE DE ROHAN-ROCHEFORT.
Madame HAREL.

AIDES-DE-CAMP, HUISSIERS, SECRÉTAIRES, GENDARMES, SOLDATS, DOMESTIQUES, etc., etc.

QUARANTE JOURS
DU CONSULAT.

SCÈNE Ire.

15 FÉVRIER. NEUF HEURES DU SOIR.

Paris. Une chambre mal meublée; une table de bois avec deux chandelles; plusieurs chaises de paille.

GEORGES CADOUDAL, ARMAND DE POLIGNAC, JULES DE POLIGNAC, CHARLES DE RIVIÈRE, BOUVET DE LOZIER, COSTER-SAINT-VICTOR, CHARLES D'HOZIER, RUSILLION, ROCHELLE, DAVID, LOUIS DUCORPS. LÉRIDANT, COUCHERY, ROGER dit LOISEAU, LAGRIMAUDIÈRE, HERVÉ, LENOBLE, DEVILLE, ARMAND GAILLARD, JOYAUT dit VILLENEUVE, NOEL DUCORPS, DATRY, BURBAN, LEMERCIER, LELAN, EVEN, MÉRILLE, PICOT.

(Presque tous sont assis et causent.)

GEORGES CADOUDAL.

Je suis vraiment honteux, messieurs, de

vous recevoir dans un pareil appartement...

CHARLES DE RIVIÈRE.

En guerre comme en guerre, mon cher Georges : la première chose aujourd'hui est de se mettre à l'abri de la police de l'usurpateur.

ARMAND DE POLIGNAC.

Je pense bien que dans toute autre circonstance vous ne seriez pas venu vous loger chez une fruitière de la rue de la Montagne-Sainte-Geneviève.

COSTER-SAINT-VICTOR.

Dans le fait, cet appartement n'a rien de *fashionable*, comme disent nos amis les Anglais... Mais avant peu, il faut l'espérer, des temps meilleurs viendront; nous aurons tous notre hôtel à la Chaussée-d'Antin, au faubourg Saint-Germain, dîners de Lucullus, des soirées asiatiques, des glaces, du punch et de jolies femmes... de jolies femmes surtout!... il n'y a rien de *comfortable* sans les femmes! Vous, Georges, vous serez maréchal de France, ministre de la guerre... et moi, j'ai quelque droit de penser que Louis XVIII me mettra aussi en première ligne dans la répartition des titres et dignités qu'il confèrera en s'asseyant sur le trône.

CHARLES DE RIVIÈRE.

Les Bourbons ne sont point ingrats. Je vous recommanderai d'ailleurs particulièrement au comte d'Artois, qui veut bien m'honorer de quelque confiance.

Il tire de sa poitrine un médaillon, qui porte d'un côté le portrait du comte d'Artois, et de l'autre :

PAROLES DE MONSEIGNEUR :

Conserve-toi pour tes amis, et contre nos ennemis communs.

22 octobre 1796.

Donné par monseigneur le comte d'Artois à son fidèle Rivière, son aide-de-camp, au retour de plusieurs voyages dangereux à Paris et à la Vendée.

(*Embrassant le portrait.*) Excellent prince!!.... je donnerais ma vie pour lui.

JULES DE POLIGNAC.

Je l'aime comme un père...

GEORGES CADOUDAL.

Il vous le rend bien, et je suis convaincu que lorsque le comte d'Artois sera roi, vous serez premier ministre.

CHARLES DE RIVIÈRE.

Pour moi, je ne lui demanderai que d'être capitaine de ses gardes pour le voir plus souvent, être plus à portée de le défendre... si jamais il en était besoin!

JULES DE POLIGNAC *à Georges seul dans un coin de la chambre.*

Nous pouvons nous fier au général Pichegru?

GEORGES CADOUDAL.

C'est un homme de tête, et sur lequel nous

pouvons compter sous tous les rapports. Si le prince de Condé avait voulu faire ce qu'il demandait (1), Bonaparte ne serait pas premier consul, nous n'aurions pas à nous réunir aujourd'hui pour le renverser, et rétablir la sainte monarchie.

JULES DE POLIGNAC.

Et que devons-nous attendre du général Moreau?

GEORGES CADOUDAL.

Je ne sais... c'est un homme sans caractère, qui est mécontent du gouvernement consulaire, qui souhaite un changement, mais qui n'a pas la force de conspirer.

JULES DE POLIGNAC.

Ce qui prouve que la conspiration demande un génie d'une autre trempe que la Guerre.

GEORGES CADOUDAL.

Je lui ai fait parler; il a répondu qu'il ne

pouvait se mettre à la tête d'aucun mouvement pour les Bourbons; qu'un essai semblable ne pouvait réussir; que si Pichegru faisait agir dans un autre sens, il croyait avoir un parti assez fort dans le sénat pour obtenir l'autorité; que l'opinion alors dicterait ce qu'il conviendrait de faire; qu'il ne s'engagerait à rien par écrit... Au surplus, je suis d'avis de le ménager, de se conduire avec lui avec circonspection, il a de nombreux partisans; à tort ou à raison, la réputation du vainqueur de Hohenlinden balance la réputation du vainqueur de Marengo; et si le général Moreau était contre nous, nous courrions grand risque d'échouer dans notre entreprise. Il faut se servir de cet homme-là, sauf à nous démêler après avec lui.

COSTER-SAINT-VICTOR s'approchant de Georges et de Jules de Polignac.

Eh bien, messieurs, à quand donc le grand coup? Je brûle....

GEORGES CADOUDAL.

Je partage votre impatience... Pichegru, qui a dû voir aujourd'hui le général Moreau, va venir nous rendre compte de son entretien avec lui, et nous verrons alors quand et comment nous devons agir...

COSTER-SAINT-VICTOR à plusieurs autres.

Que ferons-nous des consuls?

RUSILLION.

Nous leur casserons la tête.

PLUSIEURS VOIX.

Oui! oui!....

CHARLES DE RIVIÈRE.

Est-ce qu'on ne pourrait pas les déporter, les envoyer à Cayenne, à Synnamary? cela serait plus humain.

EVEN.

Plus humain, oui, mais moins sûr...

LÉRIDANT.

Bonaparte sera toujours dangereux tant qu'il ne sera pas mort!...

CHARLES D'HOZIER.

Comme a dit fort judicieusement le conventionnel Barrère « : Il n'y a que les morts qui ne reviennent pas! »

JOYAUT.

Moi je me chargerai bien de lui faire sauter la cervelle...

DATRY.

Moi, d'expédier Cambacérès le régicide.

BURBAN.

Moi, de mettre une balle dans la tête de Lebrun.

BOUVET DE LOZIER.

Non, non... il faudra donner la vie à celui-là.

ROCHELLE.

On dit que ce n'est pas un méchant homme...

DAVID.

Tout-à-fait inoffensif...

PLUSIEURS VOIX.

C'est vrai...

COSTER-SAINT-VICTOR.

Puis il a fait une traduction de la *Jérusalem délivrée*, dont je lui sais gré! elle m'a intéressé, comme le meilleur des romans.

ARMAND DE POLIGNAC.

On enverra Lebrun à la campagne.

PLUSIEURS VOIX.

Oui, oui.

COSTER-SAINT-VICTOR.

Oui, pour qu'il s'y livre tout entier à ses

goûts paisibles, qu'il nous traduise en prose le *Paradis perdu* de Milton. Moi, je déteste les traductions en vers, même celles de l'abbé Delille.

JULES DE POLIGNAC.

Messieurs, si nous nous occupions du gouvernement provisoire.

(Entrent Pichegru, puis Lajolais et Rolland. Tout le monde se lève et salue Pichegru respectueusement.)

GEORGES CADOUDAL à Pichegru.

Vous avez vu Moreau? Eh bien! avez-vous pu vous entendre? Qu'avez-vous décidé?

PICHEGRU.

Rien, messieurs, et la raison en est toute simple: Moreau a été arrêté ce matin.

PLUSIEURS VOIX.

Arrêté!

PICHEGRU.

En me rendant ce soir avec Lajolais et

Rolland au rendez-vous convenu...j'ai trouvé, au lieu de Moreau, une lettre qui m'apprenait son arrestation.

PLUSIEURS VOIX.

Quel malheur!

GEORGES CADOUDAL.

Peut-être pas si grand que vous le pensez, mes amis. Le général Moreau aurait voulu nous faire agir pour son propre compte, se faire chef du gouvernement.

PICHEGRU.

Oui, comme je vous le disais l'autre jour, à vous, Georges; ce drôle-là s'avisait d'avoir de l'ambition; il ne voulait abattre l'usurpateur que pour se mettre à sa place, lui qui n'est pas capable de gouverner la France pendant deux mois!

CHARLES DE RIVIÈRE.

Puis, d'ailleurs, les princes étaient fâchés de le voir mêlé dans l'affaire.

COSTER-SAINT-VICTOR.

Mais, qui pourra nous tenir lieu du général Moreau, pour gagner, rallier les troupes ?... je ne vois personne qui...

PICHEGRU, durement.

Est-ce que je ne suis pas là, monsieur ?

COSTER-SAINT-VICTOR.

Libre à moi peut-être d'en douter, général.

PICHEGRU lui donnant un soufflet.

Insolent !

(Grande rumeur dans l'assemblée.)

COSTER-SAINT-VICTOR.

Général, vous me rendrez raison !

PICHEGRU.

Certes, monsieur, je vous ai donné des

arrhes, et je n'ai pas envie de les perdre; mais vous me permettrez de ne me battre avec vous que lorsque Louis XVIII n'aura plus besoin ni de l'un ni de l'autre.

COSTER-SAINT-VICTOR.

Soit, général! d'Hozier et Villeneuve, vous serez mes témoins.

(Signes d'assentiment de la part de d'Hozier et de Joyaut.)

PICHEGRU.

Moi, je prendrai avec moi Lajolais et Rolland. J'ai l'habitude de me battre à cheval, au pistolet, en courant l'un sur l'autre: cela vous convient-il?

COSTER-SAINT-VICTOR.

Soit, général. Cela me va! et le lieu du combat?

PICHEGRU.

Le bois de Boulogne, si vous voulez...

COSTER SAINT-VICTOR.

Eh bien! le bois de Boulogne.

PICHEGRU.

J'espère, monsieur, que vous n'aurez pas long-temps à attendre la satisfaction que je vous dois... Cadoudal, messieurs, mes amis, nous sommes arrivés au point d'arrêter définitivement notre plan, et de l'exécuter sans retard.

GEORGES CADOUDAL.

Sans doute, il faut en finir; nous n'avons pas un instant à perdre.

COSTER-SAINT-VICTOR.

Nous courons les plus grands dangers en tardant davantage.

ROGER dit LOISEAU.

Messieurs, voulez-vous que je me mette à vous organiser tout de suite une nouvelle machine infernale?

PICHEGRU.

Moyen usé!

(Il s'assied, et se pose près de la table, dans l'attitude d'un homme qui réfléchit.)

GEORGES CADOUDAL.

Moyen qui ne me plaît guère, et qui ferait encore infailliblement périr un grand nombre de personnes innocentes, détruirait, ébranlerait des maisons. Mon projet, à moi, serait d'attaquer le premier consul sur le chemin de Paris à la Malmaison, en nombre égal à celui du détachement qui l'accompagne.

COSTER-SAINT-VICTOR.

Il y a là du chevaleresque... j'en suis...

UN GRAND NOMBRE DE VOIX.

Moi aussi, moi aussi...

PICHEGRU se levant.

Georges, j'approuve votre projet... il est

digne de vous !... Mais qui commandera l'attaque ?

GEORGES CADOUDAL.

Vous ou moi : tirons au sort.

PICHEGRU.

Volontiers... que le hasard décide... mais de quelle manière ?...

GEORGES CADOUDAL.

A la plus belle lettre... j'ai là mes Heures...

(Il ouvre un tiroir dont il tire des Heures.)

PICHEGRU.

D'accord.

GEORGES CADOUDAL montrant le livre à Pichegru.

La première lettre du recto... tirez...

PICHEGRU prenant une des plumes qui se trouvent sur la table.

Allons... (Il tire.) *De profundis*... un D...

(Mouvement de frayeur dans l'assemblée.)

BOUVET DE LOZIER.

C'est de mauvais augure...

PICHEGRU.

C'est le *de profundis* de Bonaparte!

GEORGES CADOUDAL.

Ce sera vous sans doute qui commanderez... Mais voyons... (Il tire avec la plume.) *Beatus vir*... un B !...

PICHEGRU.

Georges, vous avez du bonheur !... vous commanderez l'attaque... Je crois qu'il serait bon de faire faire pour ceux qui vous accompagneront des uniformes de chasseurs et de hussards.

GEORGES CADOUDAL.

Oui, vous avez raison. Je vais m'occuper de cela, et dans peu de jours nous serons en mesure.

PICHEGRU.

Moi je vais continuer à m'assurer de quelques personnages importans; et je me rendrai au sénat et au corps législatif pour diriger la marche des choses, dès que j'apprendrai la mort du premier consul... (A Georges Cadoudal.) A demain...

(Il sort en serrant la main de Georges Cadoudal.)

TOUS.

Vive Georges! Vive Pichegru!

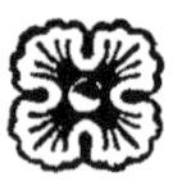

SCÈNE II.

—

9 MARS. DIX HEURES DU SOIR.

Ettenheim. Un salon de la maison du duc d'Enghien.

LE DUC D'ENGHIEN, Mlle DE ROHAN.

(Le duc d'Enghien tient un livre, le *Faust* de GOETHE.)

MADEMOISELLE DE ROHAN.

Que ce Faust est tendre!...

LE DUC D'ENGHIEN.

Que Marguerite est douce et belle! il n'y a que les Allemands pour peindre ainsi l'amour...

MADEMOISELLE DE ROHAN.

Il y a des Français qui le sentent comme cela.

LE DUC D'ENGHIEN.

Avec le génie de Goëthe, moi j'aurais fait mieux que sa Marguerite. Goëthe l'a rêvée, et moi je l'ai vue, je la connais, elle est près de moi...

MADEMOISELLE DE ROHAN.

Lisons encore...

LE DUC D'ENGHIEN.

(Il lit.) « Que ce regard, que ce serrement » de main te disent ce qui ne peut s'exprimer ; s'abandonner entièrement, pour » sentir un ravissement qui peut être » éternel. »

Oh ! oui... toujours... toujours... n'être qu'un, et cependant doubler sa vie, n'avoir qu'une âme à deux... Quel bonheur ! Charlotte, ma Charlotte bien-aimée !... Nous, nous sommes heureux aujourd'hui... mais tant d'évènemens peuvent détruire notre bonheur !... Nous ne sommes pas mariés... Si tu étais ma femme, rien ne pourrait plus nous séparer.

MADEMOISELLE DE ROHAN.

Nous marier, mon ami !... Oh ! non... vous n'y songez pas : vous ne vous appartenez point ; vous vous devez à la France. Un jour, et ce jour peut-être n'est pas loin, les Bourbons rentreront en France ; Louis XVIII remontera au trône de ses pères ; alors il vous faudra faire un mariage brillant, un mariage politique ; vous épouserez une archiduchesse d'Autriche, quelque fille de roi ; alors une Rohan serait trop peu de chose pour un Condé.

LE DUC D'ENGHIEN.

Ma grand'mère n'est-elle pas une Rohan-Soubise ? Et d'ailleurs je ne me berce pas d'un espoir inutile, je ne me fais point illusion ; la cause des Bourbons est à jamais perdue, je n'ai plus de grandeur à espérer... Ne me refuse pas le bonheur... un bonheur sans fin...

MADEMOISELLE DE ROHAN.

Vous le voulez, mon ami... eh bien, écrivez à votre grand-père, à votre père, demandez leur agrément...

LE DUC D'ENGHIEN.

Oui, oui, je leur écrirai... Ce soir... Nous nous marierons bientôt, Charlotte, ma belle Charlotte !... Quel bonheur ! Plus d'exil, car ma patrie, c'est toi, et je ne te quitterai jamais... Plus degloire... En aurai-je besoin, j'aurai mieux que la gloire !... Plus de guerre !... Ah ! si... La guerre dans la Forêt Noire, la guerre aux cerfs, aux daims, aux chevreuils... et après ces courses, ces fatigues, ces plaisirs, la solitude, le calme auprès de toi... près de celle qui pour moi est tout au monde... (Entre Joseph.)

JOSEPH.

Monseigneur, un soldat français est là qui désire parler à Votre Altesse.

LE DUC D'ENGHIEN.

Fais-le entrer.

MADEMOISELLE DE ROHAN.

Je vous laisse, mon ami... il est tard... adieu... à demain... Mais je n'y pensais pas... vous devez vous mettre en chasse demain de grand matin, adieu... Mon ami, pas d'imprudence... Quand je vous vois partir pour la chasse... je songe toujours, malgré moi, à M. de Melun, à cette pauvre mademoiselle de Clermont... Adieu, mon ami... adieu.

(Ils s'embrassent avec attendrissement, elle sort, le soldat entre.)

ROSEY déguisé en simple soldat.

Pardon excuse, monseigneur. Vous ne me reconnaissez pas, c'est possible, car je ne vous ai jamais vu... Mais j'ai servi sous le général Moreau, le premier de nos généraux, n'en déplaise à celui qui est aujourd'hui le premier consul...

LE DUC D'ENGHIEN.

Moreau... un grand homme de guerre... un homme que j'estime... Je suis fâché d'avoir eu à me battre contre lui...

ROSEY.

Eh bien! monseigneur, Bonaparte l'a fait arrêter; il est dans ce moment-ci au Temple...

LE DUC D'ENGHIEN.

Moreau, prisonnier au Temple!...

ROSEY.

Je crains bien pour lui, monseigneur, d'autant plus que l'on sait bien son projet...

LE DUC D'ENGHIEN.

Son projet?

ROSEY.

Pardine, vous ne le savez peut-être pas, vous, monseigneur ?

LE DUC D'ENGHIEN.

Nullement...

ROSEY.

Laissez donc !

LE DUC D'ENGHIEN.

Je vous dis que je l'ignore.

ROSEY.

(A part.) Dirait-il la vérité ? (Haut.) Eh bien, si vous ne le savez pas, moi je vais vous le dire : il voulait rétablir les Bourbons avec Georges et Pichegru.

LE DUC D'ENGHIEN.

Rétablir les Bourbons !...

ROSEY.

Rien que cela, monseigneur. Et quoiqu'il n'ait pas réussi... on peut faire ce qu'il n'a pas fait.

LE DUC D'ENGHIEN.

Impossible aujourd'hui, mon ami... La guerre seule... et du sang... du sang encore!!...

ROSEY.

On le pourrait, sans en répandre beaucoup... il ne faut que savoir choisir.

LE DUC D'ENGHIEN.

Je ne vous comprends pas.

ROSEY.

Je vas m'expliquer : la république est une voleuse, et le premier consul est un brigand.

LE DUC D'ENGHIEN.

Bonaparte est un grand homme qui a de la gloire... et qui en aurait une plus belle, s'il rendait la couronne à son légitime possesseur.

ROSEY.

Il faut qu'il la rende malgré lui... Je vous disais donc que la république est une voleuse; elle ne m'a pas payé mes services... parce que probablement j'avais servi sous le général Moreau... et si vous voulez me les payer...

LE DUC D'ENGHIEN.

Vous êtes dans le besoin!... vous êtes un Français!... Je vais vous faire donner un secours... Je ne suis pas riche... mais entre frères...

ROSEY.

Monseigneur, vous ne me laissez pas achever : je veux bien de votre argent, mais je veux le gagner. Je suis honnête : le premier consul m'a volé, je veux le traiter comme un voleur, et à la première occasion favorable de m'approcher de lui, je lui flanquerai un bon coup de poignard... Je me venge... je venge mon général... et les Bourbons rentrent d'emblée.

LE DUC D'ENGHIEN.

Un assassinat... quelle horreur!

(Il appelle, il sonne; quelques domestiques entrent.)

ROSEY.

Monseigneur..... (à part.) Il n'a pas voulu mordre à l'hameçon : j'espérais mieux...

LE DUC D'ENGHIEN.

Chassez-moi cet homme...

(Les valets chassent Rosey.)

ROSEY sortant.

Monseigneur!...

LE DUC D'ENGHIEN.

Point de pitié... (à Joseph.) Il est temps de prendre du repos... Joseph, tout est-il prêt pour la chasse de demain?

JOSEPH.

Oui, monseigneur.

LE DUC D'ENGHIEN.

Tu n'oublieras pas d'emporter quelques chemises pour moi... nous pourrions encore rester huit ou dix jours en chasse comme la dernière fois.

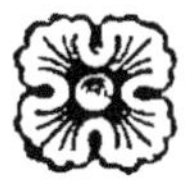

SCÈNE III.

---

10 MARS.

Les Tuileries. Salle du conseil.

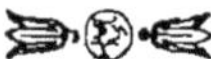

TALLEYRAND seul. (Il entre, et s'assied près d'une fenêtre.)

Personne encore ! attendre ! toujours attendre ! et venir là pour subir ses volontés impérieuses... lui préparer un trône !... il n'y montera pas !... mon plan est bon... Oui, le duc d'Enghien à Paris... Complice des Georges... sa mort... Toujours un rôle subalterne !... cela n'est point fait pour moi... Cette couleuvre de Sièyes, directeur, consul ! et Barras !... et Gohier !... et moi, je ne serais jamais que minis tre ! il faut qu'il tombe... Je le perdrai sans risquer ma tête comme cette oie de Pichegru... On vient...

(Cambacérès, Regnier, Berthier entrent, puis Bonaparte un peu après. Sur un signe de Bonaparte, tout le monde s'assied.)

BONAPARTE.

Citoyens, je vous ai convoqués pour entendre le rapport du citoyen grand-juge, ministre de la police générale, sur la situation intérieure de la république, et le rapport du citoyen ministre des relations extérieures, chargé par moi de prendre des informations au dehors sur les complots tramés contre moi et le gouvernement, et pour me concerter ensuite avec vous sur les mesures que nécessite la sûreté générale. La parole est à vous, citoyen Regnier.

(Bonaparte prend un canif, et se met à sculpter le bras de son fauteuil.)

REGNIER. (Il lit.)

« Citoyens consuls et ministres,

» De nouvelles trames ont été ourdies » par l'Angleterre; elles l'ont été au milieu » de la paix qu'elle avait jurée; et quand

» elle violait le traité d'Amiens, c'était bien » moins sur ses forces qu'elle comptait que » sur le succès de ses machinations. Mais le » gouvernement veillait; l'œil de la police » suivait tous les pas des agens de l'en- » nemi; elle comptait les démarches de ceux » que son or ou ses intrigues avaient cor- » rompus. Enfin, la toile paraissait achevée; » déjà, sans doute, on s'imagine à Londres » entendre l'explosion de cette mine qu'on » avait creusée sous nos pas; on y semait » du moins les bruits les plus sinistres, » et l'on s'y repaissait des plus coupables es- » pérances.

» Tout-à-coup les artisans de la conspira- » tion sont saisis, les preuves s'accumulent, » et elles sont d'une telle force qu'elles por- » teront la conviction dans tous les esprits. » Georges et sa bande d'assassins étaient res- » tés à la solde de l'Angleterre; ses agens » parcouraient la Vendée, le Morbihan, les » Côtes-du-Nord, et y cherchait en vain des » partisans que la modération du gouverne- » ment et des lois leur avait enlevés. Piche-

» gru dévoilé par les évènemens qui précé-
» dèrent le 18 fructidor an v, dévoilé surtout
» par cette correspondance que le général
» Moreau avait adressée au directoire; Piche-
» gru avait porté en Angleterre sa haine
» contre sa patrie. En l'an VIII, il était avec
» Willos à la suite des armées ennemies,
» pour se rallier aux brigands du Midi; en
» l'an IX, il conspirait avec le comité de
» Bareuth; depuis la paix d'Amiens, il
» était encore le conseil et l'espoir des enne-
» mis de la France. La perfidie britanni-
» que associe Georges à Pichegru; l'infâme
» Georges à ce Pichegru que la France avait
» estimé, en qui elle avait long-temps voulu
» ne voir que le conquérant de la Hollande,
» et non un traître à la nation; en l'an XII,
» une réconciliation criminelle rapproche
» Pichegru du général Moreau, deux hommes
» entre lesquels l'honneur devait cimenter
» une haine éternelle. La police saisit à
» Calais un de leurs agens, au moment où il
» retournait pour la deuxième fois en An-
» gleterre. Cet homme est sous sa main, avec

» toutes les pièces qui constatent la réalité » d'un raccommodement inexplicable alors, » si les nœuds n'en avaient pas été formés » par le crime. (Mouvement d'impatience de Bonaparte.)

» Cependant les évènemens se pressent : » Lajolais, l'ami, le confident de Pichegru, » va furtivement de Paris à Londres, revient » de Londres à Paris, porte à Pichegru les » pensées du général Moreau, rapporte au » général Moreau les pensées et les desseins » de Pichegru et de ses associés; les bri- » gands de Georges préparent dans Paris » même tout ce qui est nécessaire à l'exé- » cution des projets communs. Un lieu est » assigné entre Dieppe et le Tréport, loin de » toute inquiétude et de toute surveillance, » où les brigands de l'Angleterre, conduits » par des vaisseaux de guerre anglais, dé- » barquent sans être aperçus, où ils trouvent » des hommes corrompus pour les rece- » voir, des hommes payés pour les guider » pendant la nuit, de station en station, et » les amener jusqu'à Paris. A Paris, des asi- » les leur sont ménagés dans des maisons

» louées d'avance, où sont des gardiens affi-
» dés ; ils en ont dans plusieurs quartiers,
» dans plusieurs rues, à Chaillot, dans la
» rue du Bac, dans le faubourg Saint-Mar-
» ceau, dans le Marais. (Mouvement d'impatience de
» Bonaparte.)

» Un premier débarquement s'est opéré ;
» c'était Georges avec huit de ses brigands.
» Georges retourne sur les côtes pour assister
» au débarquement de Coster-Saint-Victor
» (condamné par jugement rendu sur l'af-
» faire du 3 nivôse) et de dix autres bri-
» gands ; puis un troisième débarquement
» s'effectue ; c'est Pichegru, Lajolais, Ar-
» mand Gaillard, Jean-Marie, un des pre-
» miers affidés de Georges, et quelques au-
» tres brigands de cette espèce ; Georges
» avec Joyaut dit Villeneuve, Saint-Vincent
» et Picot, vont au-devant de ce troisième dé-
» barquement ; la réunion se fait à la ferme
» de la Poterie. Un quatrième débarque-
» ment est attendu ; les vaisseaux sont en
» vue ; mais les vents contraires les repous-
» sent en mer ; il y a peu de jours encore

» qu'ils faisaient des signaux de reconnais-
» sance, d'après le rapport qui m'a été adressé
» par le général Savary, chargé d'observer
» et d'empêcher les nouveaux débarquemens
» qui pourraient s'effectuer entre le Havre
» et Abbeville. (Mouvement d'impatience de Bonaparte.)
» Georges et Pichegru arrivent à Paris, ils
» sont logés dans la même maison, entourés
» d'une trentaine de brigands, auxquels
» Georges commande; ils voient le général
» Moreau, on connaît le lieu, le jour, l'heure
» où la première conférence s'est tenue; un
» deuxième rendez-vous était convenu et ne
» s'est pas réalisé: un troisième, un qua-
» trième, ont eu lieu dans la maison même
» du général Moreau. Cette présence de
» Georges et de Pichegru à Paris, ces confé-
» rences avec le général Moreau sont consta-
» tées par des preuves incontestables et mul-
» tipliées. Les traces de Georges et de Pi-
» chegru sont suivies de maison en maison. »

BONAPARTE.

Pas encore arrêtés!!...

REGNIER.

« Ceux qui ont aidé à leur débarquement, » ceux qui dans l'ombre de la nuit, les ont » conduits de poste en poste, ceux qui leur » ont donné asile à Paris, leurs confidens, » leurs complices, Lajolais leur principal » intermédiaire, le général Moreau, sont ar- » rêtés : les effets et les papiers de Pichegru » sont saisis, et la police suit ses traces avec » une grande activité. Je dois ajouter... »

BONAPARTE bas.

Encore!...

REGNIER.

« ... que les citoyens ne peuvent concevoir » aucune inquiétude. La plus grande partie « des brigands est arrêtée, le reste en fuite, » et vivement poursuivi par la police. Au- » cune classe de citoyens, aucune branche » de l'administration n'est atteinte par au- » cun indice, par aucun soupçon. »

BONAPARTE.

Bien... (à part.) Pauvre homme! Fouché, où es-tu!... A vous, citoyen Talleyrand.

(Bonaparte continue à sculpter avec son canif le bras de son fauteuil.)

TALLEYRAND. (Il tient quelques papiers.)

« Citoyens consuls et ministres,

» Appelé par la nature de mon ministère, » et par l'ordre du premier consul, à surveil- » ler à l'extérieur les complots des ennemis » de l'Etat, j'ai apporté dans mes investiga- » tions tous les soins, toute la célérité, toute » la conscience que demandait une si impor- » tante mission. Tandis que Georges, Piche- » gru et autres, tramaient au-dedans leurs » infâmes machinations, les émigrés français » réfugiés sur la rive droite du Rhin ne sont » pas restés oisifs. Il y a, à Offembourg, un » comité d'émigrés en rapport avec des agens » anglais, et qui était en correspondance, » ainsi que ces pièces en feront foi, avec

» ceux qui devaient assassiner le premier
» consul. J'ai les noms des membres de ce
» comité. Ils m'ont été remis par le conseiller-
» d'état Réal. Je dois surtout appeler l'atten-
» tion du gouvernement sur le ci-devant duc
» d'Enghien, qui depuis environ deux ans
» réside à Ettenheim. Il mène une vie mys-
» térieuse ; il reçoit chez lui les émigrés d'Of-
» fembourg ; il fait des absences fréquentes
» qui durent dix à douze jours, sans qu'on
» puisse en pénétrer le secret. Tel est le
» rapport de l'officier de gendarmerie envoyé
» dans le pays. Eh bien ! citoyens consuls
» et ministres, j'ai pénétré ce mystère : (silence
» profond, attention marquée.) Il ne faut que soixante
» heures pour venir d'Ettenheim à Paris, en
» passant le bac de Rhinau ; que soixante
» heures pour retourner, voilà cinq jours !
» Ajoutez à cela quelques jours passés à Paris,
» voilà les dix ou douze jours observés par
» l'officier de gendarmerie. Deux domestiques
» de Georges que j'ai fait questionner par
» une personne de confiance, ont déclaré que
» tous les dix ou douze jours leur maître re-

» cevait la visite d'un personnage dont ils
» ignoraient le nom, mais qui devait être de
» la plus haute importance; que cet homme
» paraissait âgé de trente à trente-six ans;
» qu'il avait les cheveux blonds, le front dé-
» garni, le nez long, la figure noble, la taille
» moyenne, une mise élégante; que, lorsqu'il
» entrait dans l'appartement, tout le monde
» se levait et ne s'asseyait plus, même le ci-
» devant duc de Polignac, et le ci-devant
» marquis de Rivière! Ne ressort-il pas de
» tout cela, citoyens consuls et ministres,
» que ce personnage mystérieux, que le chef
» d'une entreprise qui devait profiter à la
» maison de Bourbon ne peut être autre que
» le ci-devant duc d'Enghien? »

BONAPARTE.

Je le crois comme vous, citoyen Talleyrand.

REGNIER *solennellement.*

Ce ne peut être que lui...

BERTHIER.

C'est là son signalement.

BONAPARTE.

Ceci passe la plaisanterie... on l'arrêtera...

CAMBACÉRÈS.

Citoyen premier consul, me sera-t-il permis d'être d'un autre avis que le vôtre? Il se peut que le ci-devant duc d'Enghien soit venu à Paris, qu'il ait, comme le citoyen ministre des relations extérieures semble le prouver, organisé un assassinat contre vous; mais pouvez-vous, dites-moi, le faire arrêter dans l'électorat de Bade, sur un territoire neutre? Et la foi des traités et le droit des gens?...

BONAPARTE.

La foi des traités, le droit des gens tant que voudrez, monsieur le jurisconsulte; mais il serait par trop absurde qu'on vînt d'Ettenheim à Paris comploter contre moi, et qu'on se crût en sûreté parce qu'on est sur une terre étrangère. On l'arrêtera, et son procès ne sera pas long.

CAMBACÉRÈS.

Quoi! ce ne serait pas assez pour vous de le faire enlever, vous le feriez mettre à mort?... Je ne puis vous croire.

BONAPARTE.

Cela sera pourtant... je le veux... D'ailleurs la loi du 28 mars 1793...

TALLEYRAND.

Et celle du 25 brumaire an III...

BONAPARTE.

... et celle du 25 brumaire an III portent que tout émigré qui aura pris les armes contre la nation sera arrêté, soit en pays ennemi ou conquis, et jugé dans les vingt-quatre heures.

CAMBACÉRÈS.

Mais le duc d'Enghien ne peut être rangé parmi les émigrés. En sa qualité de prince français, il est dans une classe à part. On appelle émigrés, en législation, ceux qui sont absens par leur volonté, et qui dès lors peuvent obtenir leur radiation. Mais les Bourbons n'ont pas cette faculté. Un décret a déclaré ne plus reconaître de princes français, et les a bannis à perpétuité du territoire. Puis le sénatus-consulte de l'an X n'a-t-il pas mitigé les lois que vous avez énoncées? n'a-t-on pas renoncé dès lors au droit d'égorger les émigrés? Et l'électorat de Bade est-il un pays ennemi ou conquis?

BONAPARTE.

Et depuis quand, citoyen Cambacérès, êtes-vous devenu si avare du sang des Bourbons? vous avez voté la mort de Louis XVI!... Il faut un exemple... un grand exemple... un exemple qui effraie ceux à qui il pourrait prendre encore envie de me tuer. Il faut en finir avec les conspirations. Citoyen ministre de la guerre, c'est le général Ordener que je charge d'enlever le duc d'Enghien. J'ai confiance en lui. Vous écrirez aussi au général Caulaincourt, actuellement à Strasbourg, pour presser le départ de la flottille. Il surveillera le général Ordener, et dirigera le duc d'Enghien sur Paris. D'ailleurs, je lui écrirai moi-même. Je lui donnerai des instructions particulières.

BERTHIER.

Citoyen premier consul, vos ordres seront exécutés.

BONAPARTE.

Citoyens, la séance est levée. (A Berthier, à part.) Berthier, que la première brigade de vétérans fasse célébrer dimanche prochain une messe solennelle avec *Te Deum*, à Saint-Roch, pour remercier Dieu de l'heureuse découverte de la conspiration tramée contre moi. On y communiera. Il est bon que de vieux soldats s'acquittent publiquement de devoirs religieux. L'évêque de Coutances parlera en chaire ; il a de l'onction et m'est dévoué. Allez.

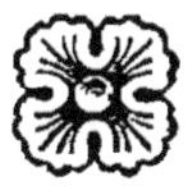

SCÈNE IV.

14 MARS. CINQ HEURES DU SOIR.

Strasbourg. L'hôtel de la préfecture. Salle de billard. Horloge. Buste en plâtre du premier consul.

CAULAINCOURT, SHÉE.

(Ils continuent une partie de billard.)

CAULAINCOURT.

Vous aviez là un beau carambolage...

SHÉE.

Oui... J'ai pris la rouge un peu trop pleine... Oui, c'est à Offembourg que résident en plus grand nombre... ces émigrés qui remuent, qui conspirent le renversement de la république.

CAULAINCOURT s'apprêtant à jouer.

Et qui nécessiteront des mesures rigoureuses de la part du gouvernement. (Il joue et fait la bille blanche au grand coin.)

SHÉE.

Beau bloc!...

CAULAINCOURT.

Quatorze à neuf... (Il joue, et ne fait rien.)

SHÉE.

Les plus dangereux sont une baronne de Reich... qui répand, dit-on, par milliers d'infâmes libelles. (Il joue et carambole.) En voilà un. Onze à quatorze. Je vous suis, général.

CAULAINCOURT.

Celui-là n'était pas facile...

SHÉE jouant et ne faisant rien.

Puis un abbé d'Aymar, ancien membre de la Constituante.

CAULAINCOURT jouant et faisant la rouge.

Dix-sept à onze.

SHÉE.

Et qui depuis l'émigration a été employé comme vicaire-général du cardinal de Rohan.

CAULAINCOURT. (Il continue à jouer et carambole.)

Dix-neuf à onze... Et les autres?

SHÉE.

Le ci-devant comte de Toulouse-Lautrec, le général Desnoyers, madame Klinging, belle-sœur du général, puis des agens anglais...

CAULAINCOURT.

Il faudra arrêter tout cela... (Il joue, fait la bille rouge, la bille blanche et le carambolage.) Coup de sept!

SHÉE.

Comme vous y allez, général...! vous avez gagné la partie.

CAULAINCOURT.

Je crois, mon cher préfet, que je puis vous céder trois points...

SHÉE.

Oui, général, je ne suis pas de force... Ma revanche à trois points?... Nous avons le temps... nous ne dînons qu'à six heures.

CAULAINCOURT.

Oui, oui...

SHÉE.

A vous de jouer... Ettenheim est aussi un foyer de conspirateurs.

CAULAINCOURT après avoir joué.

Mauvaise blouse!... Vous avez là un beau coup... N'est-ce pas à Ettenheim que demeure le duc d'Enghien?

SHÉE.

Oui... On ne ferait peut-être pas mal de

s'assurer de sa personne. (faisant la bille blanche.) Cinq à rien... Je n'ai pas été loin du carambolage...

CAULAINCOURT. (Il joue.)

Et Méhée, est-ce qu'il n'est point ici...? J'aurais été bien aise de causer avec lui... C'est un homme adroit.

(Il fait la bille blanche, et donne le coup de bas.)

SHÉE.

Moins que vous, général.

CAULAINCOURT.

Deux à cinq...

SHÉE.

Et le coup de bas... Méhée est à Munich, où il est allé trouver Drake, le directeur secret des machinations anglaises sur le continent, pour le mystifier...

(Il joue sur le coup de bas, et manque de touche.)

CAULAINCOURT.

Je m'en rapporte à lui... Trois à cinq...

Il a fait ses preuves... Vous savez le tour qu'il a joué au gouvernement anglais?... (Il joue, fait la rouge et le carambolage sur la blanche.) Huit à cinq...

SHÉE.

Quel tour?...

CAULAINCOURT s'apprêtant à jouer.

Il persuade à je ne sais quel ministre anglais qu'il est l'âme d'un comité de jacobins qui doit renverser le premier consul... On lui donne deux cents guinées pour sa route, de plus, cinq cents livres sterling pour remettre à son comité... (Il fait une bille.) Dix à cinq... Mais, comme, ainsi qu'il l'a dit lui-même, ce comité était dans sa tête, il garde les cinq cents livres sterling, comme arrivées à leur destination.

(Il fait un coup de quatre.)

SHÉE.

Bien joué.

CAULAINCOURT.

Quatorze à cinq... Et l'adjudant-major Rosey?

(Il joue et manque une bille.)

SHÉE.

On ne les fait pas toutes... général... Rosey voyage sur les bords du Rhin... il tend des piéges aux émigrés, il cherche à les compromettre, et je crois qu'il ne s'en acquitte pas mal. (Il joue et fait une bille.) Sept à quatorze... moitié...

CAULAINCOURT.

Méhée et Rosey font là, entre nous, un bien vilain métier.

SHÉE.

Oui, mais on les paye bien... et c'est, je pense, tout ce qu'ils veulent. (Manquant une bille.) Rien ne me réussit...

CAULAINCOURT.

Vous me donnerez, mon cher préfet, les noms de quelques villes de la rive droite, afin que j'écrive aux baillis qu'ils aient à ne point donner asile aux émigrés. (Jouant une bille.)

Seize à sept... s'ils ne veulent pas s'exposer à de grands malheurs.

SHÉE.

Vous aurez cela demain.

(Un domestique entre.)

LE DOMESTIQUE.

Un courrier, qui arrive à l'instant de Paris, et qui est porteur de dépêches pour le citoyen général Caulaincourt, demande à les lui remettre...

SHÉE.

Fais entrer...

CAULAINCOURT.

Oui... oui... Des dépêches!... quels ordres nouveaux?

(Le courrier entre.)

LE COURRIER à Caulaincourt.

C'est au citoyen Caulaincourt, général de division, que j'ai l'honneur...

CAULAINCOURT.

Oui, c'est à moi, citoyen; donne.

LE COURRIER présentant les dépêches.

Voici, mon général. (Il sort.)

(Caulaincourt ouvre les dépêches et les parcourt.)

SHÉE.

Peut-on savoir ?...

CAULINCOURT.

Oui, oui, mon cher préfet... il m'est enjoint de surveiller, de presser le général Ordener, chargé d'arrêter le duc d'Enghien, et qui doit arriver aujourd'hui à Strasbourg. Il me faudra aussi diriger le prince sur Paris, sous bonne escorte... Lettre du premier consul! lettre de Berthier! lettre de Talleyrand (2)!... rien n'y manque.

SHÉE.

Je crois qu'on a raison, général. N'êtes-vous pas de cet avis-là, vous qui tout à l'heure parliez de prendre les émigrés d'Offembourg ?

CAULAINCOURT.

Je vous avouerai que cela me coûte, mon cher préfet ; j'ai été page de la maison de Condé... ils auraient bien pu choisir un autre que moi... le devoir est pénible en de pareilles circonstances...

SHÉE.

Ah ! je conçois...

(Un domestique entre.)

LE DOMESTIQUE.

On a servi.

SHÉE.

Général, voulez-vous venir nous mettre à table ? nous continuerons notre partie après dîner.

CAULAINCOURT essuyant une larme.

Demain, si vous permettez. (Ils sortent.)

SCÈNE V.

—

15 MARS. ONZE HEURES DU SOIR.

Ettenheim. Chambre à coucher du duc d'Enghien.

LE DUC D'ENGHIEN sautant de son lit, et passant un pantalon et une veste de chasse.

Quel est ce bruit?... (Prêtant l'oreille.) Des chevaux!... (Regardant par la fenêtre.) On cerne la maison... Joseph!... Joseph!...

JOSEPH sortant d'une pièce voisine, enveloppé d'une robe de chambre.

Monseigneur, monseigneur... que voulez-vous?... qu'y a-t-il?...

LE DUC D'ENGHIEN.

N'entends-tu pas? regarde.

JOSEPH.

Oh! mon Dieu! mon Dieu! des gendarmes!... des dragons!

LE DUC D'ENGHIEN.

Que veulent-ils de moi?...

JOSEPH.

Ils montent l'escalier!...

LE DUC D'ENGHIEN.

Quel est donc mon crime?... Pourquoi n'ai-je pas suivi l'avis du roi de Suède!... Ils ne me prendront pas vivant! (Saisissant un fusil de chasse.) je leur vendrai cher ma vie.

JOSEPH prenant un autre fusil de chasse.

Je mourrai avec vous, ou je vous sauverai!

LE DUC D'ENGHIEN.

Qui va là?

UNE VOIX DU DEHORS.

Ouvrez, au nom de la république française.

LE DUC D'ENGHIEN.

Malheur au premier qui entrera!

LE BARON DE GRUNSTEIN accourant, et arrachant le fusil des mains du duc d'Enghien.

Monseigneur, qu'allez-vous faire?... toute défense est inutile... vous vous perdez... vingt contre un; mais ne craignez rien... je me ferai passer pour Votre Altesse.

(La porte est enfoncée avec fracas.)

ORDENER.

Qui est te fous qui est le tuc d'Enquin?

JOSEPH.

Vous venez pour l'arrêter... vous devez avoir son signalement.

ORDENER.

Si ché afais son signalement, ché tirais

bas qu'on me le désigne. Puisque berzonne ne se nomme, qu'on fasse endrer le bourkemestre... le bourkemestre d'une betite ville toit nézessairement gonnaître toutes les berzonnes qui l'hapitent. Ché pien fait te l'am'ner avec nous.

(Le bourguemestre entre.)

LE BOURGUEMESTRE.

Qu'y a-d-il pour vodre zervice, mezieurs? non, non, ché me trompe, citoyens... C'est ainzi qu'on fous appelle depuis que la France est devenue une république.

ORDENER.

Au nom te la république franzaise, ché te somme te me nommer toutes les berzonnes qui sont ici: comment nommes-tu mozieu?

LE BOURGUEMESTRE.

Le paron te Grunstein, premier gentilhomme te monseigneur.

ORDENER.

Et celui-ci?

LE BOURGUEMESTRE.

Joseph, premier falet te chambre te monseigneur.

ORDENER.

Et zet audre?

LE BOURGUEMESTRE.

Z'est...

ORDENER.

Et qui est-d-il?

LE BOURGUEMESTRE.

Z'est... z'est...

ORDENER.

Tu ne veux pas parler, ché vas te frotter les ébaules du blat te mon sapre.

LE BOURGUEMESTRE.

Grâce! grâce!... citoyen... z'est monseigneu le tuc d'Enquin...

ORDENER.

Z'est pien... va-t'en.

LE BOURGUEMESTRE.

Ce pauvre prince... s'ils allaient le tuer... un si brave homme!

ORDENER.

Au nom te la république franzaise, ché fous arrête.

LE DUC D'ENGHIEN.

M'arrêter!... en pays étranger... dans l'électorat de Bade... Et pourquoi donc, monsieur? expliquez-moi...

ORDENER lui montrant un papier.

Voilà mon ortre.

(Lisant.)

Paris, le vingt ventôse an douze.

« En gonséguence tes tispositions du gou-
» vernement qui met le chénéral Ortener à
» celle tu ministre te la guerre, il lui est or-
» tonné de partir te Paris en poste, auchitôt
» après la récepzion tu présent ortre, bour se
» rentre le pli rapidement bossible, et sans
» s'arrêter un insdant, à Strasburick. Il foya-
» chera.... et zetera.. Le but te la mizion est
» te se borter sur Ettenheim, te zerner la ville,
» t'y enlefer le tuc d'Enquin... et zetera (3).

« Le ministre de la querre,

« Signé *Alézandre Berthier.* »

LE DUC D'ENGHIEN.

Cela suffit, monsieur. Vous me permettrez de m'habiller...

ORDENER.

Débêchez-fous. Où sont fos babiers?

LE DUC D'ENGHIEN montrant un secrétaire.

Ici. Voici la clef..

(Le duc d'Enghien entre dans un cabinet qui reste ouvert. Un gendarme, sur un signe d'Ordener, y entre avec le prince et son valet de chambre.)

ORDENER.

(Il ouvre le secrétaire.)

Tes baguets te lettres... foyons. Il fautrait trop dé temps pour faire un joix... embordons tout.

(Il prend toutes les lettres, qu'il remet à un gendarme.)

LE BARON DE GRUNSTEIN s'approchant d'Ordener, bas.

Général, c'est à moi que vous devez de n'avoir rencontré aucune résistance. Le prince voulait se défendre. Vous n'auriez pas eu bon marché de lui, je vous en réponds... il a le sang bouillant... quelques uns de vos hommes auraient succombé...

ORDENER.

Ché fous remercie, mozieu le paron; le premier gonzul sait regonnaître les zerfices; venez avec moi à Paris, ché fous ferai adager à la police.

LE DUC D'ENGHIEN rentrant accompagné de Joseph et du gendarme.

Je suis prêt.

ORDENER.

Marchons.

LE DUC D'ENGHIEN serrant la main de Joseph.

Viens, mon fidèle Joseph.

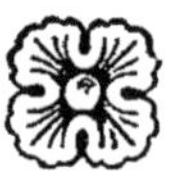

SCÈNE VI.

—

20 MARS. QUATRE HEURES ET DEMIE.

Château de Vincennes. Pièce de l'appartement du commandant.

HAREL, MADAME HAREL.

MADAME HAREL.

Pourquoi donc tout ce bruit que je viens d'entendre? qu'y a-t-il donc de nouveau aujourd'hui au château?

HAREL.

C'est un prisonnier qu'on vient de nous amener... il est là dans la salle à côté... et un prisonnier d'importance encore... un grand personnage... mais je crois que tu le connais...

toi ; oh ! oui, je me rappelle, tu as demeuré à Chantilly... tu le connais... devine...

MADAME HAREL.

Je ne sais...

HAREL.

Comment... comment... tu ne devines pas ?...

MADAME HAREL toute pâle.

Non, non... qui c'est-il ?

HAREL.

C'est le duc d'Enghien !...

MADAME HAREL.

Comment ! le duc d'Enghien !... Oh ! mon Dieu !...

HAREL.

Eh bien oui, le duc d'Enghien... Faut-il pas se mettre tout en émoi pour ça ?... vas-tu pas te pâmer ?...

MADAME HAREL.

Mon ami... c'est mon frère de lait... (Elle pleure.)

HAREL.

Eh bien! quand ce serait ton frère de lait... ce n'est pas une raison pour pleurnicher comme une Madeleine... je te défends de verser une larme pour un ennemi de la république... laisse-moi... va-t'en... tu me gênes... (Il la pousse rudement, elle sort par une porte à gauche.) (Au duc d'Enghien ouvrant la porte du fond.) Si vous voulez passer dans cette pièce, citoyen, voilà un canapé pour vous reposer, en attendant que l'on vous apporte à souper.

LE DUC D'ENGHIEN entrant.

Je vous remercie, monsieur le commandant. Vous me ferez plaisir de me faire servir en maigre... je fais maigre en carême...

HAREL.

(A part.) L'imbécile! le cagot! (Haut.) Nous allons voir si cela se peut. (Il sort.)

LE DUC D'ENGHIEN s'asseyant sur le canapé.

Il est un peu grossier le commandant... Si je pouvais dormir... cela me ferait du bien... (Il s'assoupit et s'endort.) (Après quelques instans de sommeil.)

Un théâtre... Mais quelle est donc cette pièce?... Que joue-t-on?... le *Faust* de Goëthe!... Oui, voilà Faust... mais quels traits!... comme il me ressemble!... Oh! voilà Méphistophélès! le diable!... il a sur sa tête une mitre d'évêque!... il boite!... Pourquoi donc cela?... Quelle atroce figure!... Faust est perdu... Mais voilà mon père... c'est bien lui... mon père!... comme il pleure!... que dit-il?... Je meurs de la mort de mon fils!... je suis donc mort!... Le duc de Bourbon serre affectueusement la main du diable! ils se placent devant une table de jeu!... ils prennent des cartes!... ils jouent et causent amicalement ensemble!... Mais, c'est le salon de Saint-Leu... oui, je le reconnais!... et cette femme qui vient par derrière... c'est la sorcière de la pièce de Goëthe... elle a dû être belle!... elle tient une corde!... un nœud coulant!... Sauve-toi, mon père, sauve-toi, elle va t'étrangler!... (Il se réveille.) Quel rêve!...

(Madame Harel entr'ouvre la porte par où elle est sortie.)

Qui va là?

MADAME HAREL entrant avec une émotion très vive.

Monseigneur... monseigneur...

LE DUC D'ENGHIEN se levant.

Marie! c'est toi, Marie? Le ciel ne m'abandonne pas... (Il la prend dans ses bras.) Mais c'est bien toi... Comment te trouves-tu ici? dans une prison?

MADAME HAREL.

Monseigneur, je suis la femme d'Harel, le commandant du château.

LE DUC D'ENGHIEN. (Il lui serre la main.)

O Marie! Marie! est-il possible? Tu dois

être bien malheureuse avec cet homme-là?

MADAME HAREL.

Oh oui, il est bien dur pour moi... mais j'oublie tout aujourd'hui... Je lui pardonne tout ce qu'il m'a fait souffrir... c'est à lui, c'est à sa place de commandant que je dois de vous revoir... de vous... Oh! si j'osais vous embrasser comme au temps où vous aviez ma vie, mon âme, où j'étais tout entière à vous!

LE DUC D'ENGHIEN.

Oui, Marie, oui, embrasse-moi comme autrefois... (Ils s'embrassent.) Je ne m'attendais pas à trouver à Vincennes un pareil moment de bonheur... tous mes souvenirs d'enfance me reviennent... tu me rajeunis de vingt ans. Que nous étions heureux à Chantilly!

MADAME HAREL avec passion.

Oui, monseigneur.

LE DUC D'ENGHIEN.

Tu te souviens du jour...

MADAME HAREL entendant une voix.

Mon mari!!...

(Elle court à la porte par où elle est entrée, et sort.)

LE DUC D'ENGHIEN.

Maudit homme!!...

(Harel entre. Il fait servir à souper au duc d'Enghien.)

HAREL.

Voilà ce que vous avez demandé...

LE DUC D'ENGHIEN.

Je vous remercie, monsieur le commandant...

(Le repas a lieu sans que la moindre parole s'échange entre le duc d'Enghien et Harel.)

HAREL, s'apercevant qu'il a fini de souper.

Venez, on va vous donner une autre chambre.

LE DUC D'ENGHIEN.

Je vous suis, monsieur le commandant.

(Ils sortent.)

SCÈNE VII.

20 MARS. CINQ HEURES DU SOIR.

La Malmaison ; salon en forme de tente.

BONAPARTE, TALLEYRAND.

BONAPARTE se promenant et montrant un fauteuil.

Asseyez-vous, citoyen Talleyrand..... Je vous ai fait appeler pour une affaire grave... sur laquelle je dois vous consulter... vous plus qu'un autre... Le duc d'Enghien est à Vincennes... qu'en ferons-nous ?...

TALLEYRAND.

Mais il me semble, citoyen premier consul, que vous avez dit dans le conseil du

10 mars que son procès ne serait pas long...

BONAPARTE.

Oui, c'est vrai... je me rappelle... mais j'ai réfléchi... Cambacérès a peut-être raison... le sang d'un Bourbon me répugne... Ne pourrait-on pas faire autrement? c'est une chose qui mérite d'être mûrement examinée.

TALLEYRAND.

Eh quoi! citoyen premier consul, vous hésiteriez aujourd'hui! vous vous seriez avancé pour retourner en arrière! Prenez garde! votre détermination du 10 mars a peut-être transpiré... ce qui se dit dans un conseil va souvent plus loin... on pourra vous accuser de légèreté, de faiblesse..... Prenez garde!... vous avez de nombreux ennemis... plus d'un de vos futurs maréchaux vous jalouse... Au moment de vous déclarer empereur, n'allez pas démentir cette haute réputation de caractère, de fermeté inébranlable que vous vous êtes si justement acquise. Prenez garde !... puis, que diraient tous ces vieux jacobins compromis par la terreur, qui ne peuvent vous pardonner d'avoir brisé les faisceaux de la république, qui prétendent que vous voulez rendre la couronne de France aux Bourbons, vous contenter de l'épée de connétable?... ils ne douteront plus... leur parti est fort... prenez garde!... (lui présentant une lettre.) Et cette lettre de Drake, l'agent anglais, avec lequel le prince de Condé a été en correspondance, que le duc d'Enghien a reçu chez lui à Ettenheim! Elle m'a été remise par Mehée, à qui elle a été adressée... Qu'en pensez-vous? lisez...

BONAPARTE lisant.

« Munich, 9 décembre 1803.

» Il faut vous défaire de B.... c'est là le » moyen le plus sûr d'avoir votre liberté et » la paix avec l'Angleterre. Une chose que » je recommande à votre chef, c'est de re- » muer tous les partis. Tout doit vous être » également bon, royalistes, jacobins. Il im-

» porte fort peu par qui l'animal soit terrassé. Tenez-vous tous prêts pour la » chasse, etc., etc.

» DRAKE. »

TALLEYRAND.

Et Dumouriez qui était à Ettenheim!...

BONAPARTE.

Dumouriez à Ettenheim!!...

TALLEYRAND. (Il lui présente un papier.)

Lisez ce rapport (4)... Dumouriez, qui, à la nouvelle de votre mort, se serait mis à la tête d'une armée d'invasion...

BONAPARTE.

Dumouriez!... les Anglais!... le duc d'Enghien!... Georges!... Pichegru... Moreau!... tout le monde contre moi!... c'est trop fort!... Je sais maintenant ce que j'ai à faire... je vais écrire à Murat... Allez...

(Talleyrand le salue.)

TALLEYRAND *à part, avec un sourire infernal.*

Bien! (*Il sort.*)

(*Bonaparte se met à écrire. Au bout de quelques minutes il sonne. Un huissier entre.*)

BONAPARTE.

Dites au général Savary de venir. (*Il continue d'écrire quelques instans.*)

(*A Savary qui entre.*) Savary, montez à cheval, portez sur-le-champ cette dépêche au gouverneur de Paris... il y a dedans un ordre qui vous concerne... Murat vous en fera part.

(*Savary prend la dépêche, et sort en s'inclinant profondément.*)

(*Bonaparte reste un instant pensif et soucieux. Un huissier entre.*)

L'HUISSIER.

Le citoyen Chateaubriand attend pour une audience...

BONAPARTE.

Ah! Chateaubriand!... Faites entrer. (*A part.*) Cela me distraira... (*Chateaubriand entre.*) Ah! c'est vous, monsieur; je suis bien aise de vous voir... je vous remercie de votre dédicace... c'est un bon et bel ouvrage que *le Génie du Christianisme!* C'est un monument pour vous et le commencement du 19e siècle... vous avez ramené les esprits à s'occuper d'idées religieuses... vous avez servi le rétablissement des cultes en France.. je me plais à le reconnaître... J'aime beaucoup *Atala*... il y a de la chaleur, de l'imagination, une pompe de description que je n'ai encore vue nulle part... Dieu vous a donné le feu sacré!... Votre style est un style à part... il y a beaucoup de gens qui le blâment... j'en pense autrement... ce n'est certainement pas là le style de Racine... mais c'est celui du prophète!...

CHATEAUBRIAND.

Ce jugement de la part d'un homme tel que vous, citoyen premier consul, de la part d'un homme dont j'admire le génie, ce génie puissant qui enfante toute espèce de prodiges... ce jugement me touche, me donne une émotion... la plus vive, la plus douce que j'aie jamais ressentie!

BONAPARTE.

Toutefois, monsieur, vous ferez bien, pour votre troisième édition, de supprimer *Atala* et *René*... de les faire imprimer à part : ces deux épisodes sont trop passionnés pour un livre qui doit être mis dans les mains de la jeunesse.

CHATEAUBRIAND.

Je suivrai votre conseil, citoyen premier consul; j'en apprécie toute la justesse.

BONAPARTE.

Vous êtes lié avec Fontanes... je lui sais gré de m'avoir mis à même de vous connaître, de vous attacher à mon gouvernement... il a du talent... mais ses vers sont un peu froids... j'aime mieux sa prose... son *Éloge de Washington* est un morceau saillant... Fontanes a eu de ces idées de liberté, d'indépendance, incompatibles avec un gouvernement stable... mais il en est bien revenu... il entre maintenant parfaitement dans mon système... vous marcherez avec lui...

CHATEAUBRIAND.

Citoyen premier consul, permettez-moi de vous remercier du choix que vous avez bien voulu faire de moi comme ministre plénipotentiaire en Valais.

BONAPARTE.

Bien, bien, vous méritez mieux que cela... vous aurez la première grande ambassade vacante...

CHATEAUBRIAND.

Je ne sais comment vous témoigner toute ma gratitude.

BONAPARTE.

Je me suis plus d'une fois applaudi d'avoir eu l'idée de vous envoyer à Rome avec mon oncle Fesch, et j'espère bien que partout où je vous placerai, votre talent d'écrivain et de diplomate sera utile à la France.

CHATEAUBRIAND.

Vous pouvez compter sur mon dévouement.

(Il sort en s'inclinant profondément.)

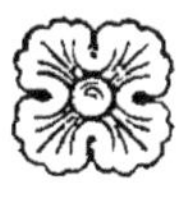

SCÈNE VIII.

—

20 MARS. SEPT HEURES DU SOIR.

Hôtel Thélusson. Cabinet de Murat.

MURAT, un Secrétaire.

(Murat est couché sur un canapé ; il est enveloppé d'une pelisse turque, il tient une pipe égyptienne ; le secrétaire est assis devant une table couverte de papiers.)

MURAT au secrétaire.

Donnez... que je signe.

(Le secrétaire lui apporte plusieurs lettres, il signe...)

(Un aide-de-camp entre.)

L'AIDE-DE-CAMP.

Général, le citoyen ministre des relations

extérieures demande si vous pouvez le recevoir...

MURAT.

Oui... (L'aide-de-camp sort.) Que me veut-il? (à Talleyrand qui entre.) Pardon, monseigneur...

TALLEYRAND souriant.

Pas encore...

MURAT.

Bientôt... Pardon si je vous reçois ainsi... (Au secrétaire.) Approchez un fauteuil... (Il lui fait signe de se retirer.) (A Talleyrand.) Mais vous savez que depuis mardi une entorse...

TALLEYRAND.

Oui, je sais, mon cher maréchal...

MURAT.

Pas encore.

TALLEYRAND.

Bientôt... Je venais vous voir... vous demander si vous pourriez sortir prochainement... causer avec vous de ce qui se passe.

MURAT.

Je vous remercie de votre attention, mon cher ministre; mais Corvisart m'a dit ce matin de ne pas sortir avant deux ou trois jours... Quelles nouvelles? Y a-t-il longtemps que vous avez vu le premier consul?

TALLEYRAND.

Je le quitte... je viens de la Malmaison... je l'ai trouvé occupé à vous écrire... Nous avons parlé de vous... Je pense que vous ne tarderez pas à recevoir quelque dépêche; il a, je crois, à vous parler du duc d'Enghien...

MURAT.

Le duc d'Enghien... il est en pays étranger... Cela vous regarde, vous, ministre des relations extérieures.

TALLEYRAND.

Pas du tout... c'est vous...

MURAT.

Comment?

TALLEYRAND.

N'êtes-vous pas gouverneur de Paris?... Le duc d'Enghien est à Vincennes.

MURAT.

A Vincennes!... et que va-t-on en faire?...

TALLEYRAND.

Le premier consul veut s'en débarrasser.

MURAT.

Et c'est à moi qu'il s'adresse pour cela!... puis à quoi bon?... Je vais faire mettre sur-le-champ mes chevaux à ma voiture... je vais parler à Bonaparte... Nous verrons...

TALLEYRAND lui prenant la main.

Mais vous n'y pensez pas... Corvisart vous a prescrit de garder la chambre... puis d'ailleurs, faut-il vous le dire : le premier consul a résolu la mort du duc d'Enghien... J'ai mis en avant toutes les raisons possibles, j'ai épuisé toutes les ressources de mon esprit pour le faire changer de résolution... tout a été inutile!... Je crois que vous ne seriez pas plus heureux que moi... Il a dit: Je le veux; et vous savez que quand il a prononcé ce mot, il faut de toute nécessité obéir et se taire... Du reste, si je désapprouve cette mesure humainement parlant, je l'approuve politiquement, je suis forcé d'en convenir : il y a tant de gens intéressés aujourd'hui à ce que les Bourbons ne remontent pas sur le trône... qu'il est d'une haute prudence de leur prouver, dans un moment où on a besoin de tout le monde... que Bonaparte ne veut pas céder sa place, et la meilleure preuve est la tête d'un Bourbon... ce sont les propres paroles de Bonaparte!... Le duc d'Enghien mort, tout s'aplanit; plus d'obstacle... Le premier consul Bonaparte devient l'empereur Napoléon! et vous, vous son beau-frère, vous êtes le premier des maréchaux de l'empire... en attendant une couronne... puis l'empire sera héréditaire!... l'empereur n'aura point d'enfans, vos fils sont ses neveux! Je ne sais si le premier consul vous écrira d'une manière aussi prononcée qu'il m'a parlé... Mais je vous en avertis en ami, si vous voulez lui plaire, le servir, vous servir vous et les vôtres, que le duc d'Enghien soit jugé, condamné, et exécuté dans les vingt-quatre heures.

MURAT.

Il le faut?...

(Un aide-de-camp entre.)

L'AIDE-DE-CAMP.

Le général Savary, aide-de-camp du premier consul.

TALLEYRAND.

Il vous apporte probablement la dépêche... Je vous laisse... Adieu, sire... (Talleyrand et Savary se rencontrent, et se saluent.)

(Savary s'avance vers Murat tenant des lettres à la main.)

MURAT.

Ah! c'est vous, Savary... donnez... (Après avoir ouvert et parcouru les lettres.) Allez à l'Arsenal... mettez-vous à la tête de votre légion. Prenez ensuite sous votre commandement la brigade d'infanterie qui occupe les extrémités du faubourg Saint-Antoine, et trouvez-vous avec vos troupes à dix heures du soir au château de Vincennes... Vous assisterez au jugement et à l'exécution du duc d'Enghien... (Après avoir écrit.) Voilà votre ordre... Je vous plains, Savary; mais c'est vous que le premier consul a choisi, et vous ferez votre devoir...

SAVARY.

Général, le premier consul me dirait de tuer mon père, que je ne me le ferais pas dire deux fois. (Il sort.)

SCÈNE IX.

—

20 MARS. HUIT HEURES DU SOIR.

Les fossés de Vincennes.

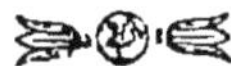

HAREL, UN SOLDAT, UN PAYSAN.

(Le soldat et le paysan ont chacun une lanterne; l'un porte une bêche, et l'autre une pioche.)

HAREL s'arrêtant, et montrant la terre.

Allons, en avant la pioche et la bêche... Creusez-moi ici une fosse... tout de suite.

LE SOLDAT.

Il paraît que c'est bien pressé, commandant?

LE PAYSAN.

Est-ce que c'est pour un pestiféré, mon général ?

HAREL.

Pis que ça... Allons, à l'ouvrage... On vous donnera à chacun une pièce de cent sous à l'effigie du premier consul, et une bonne bouteille de vin de Mâcon.

LE SOLDAT.

Ça n' s'ra pas long, commandant.

LE PAYSAN.

C'est comme si c'était fait, mon général.

(Harel se retire. Le paysan et le soldat se mettent à creuser la fosse.)

LE SOLDAT riant.

Mon général !... mon général !...

LE PAYSAN.

Qu'est-ce que t'as donc à rire comme ça ?

est-ce que tous les commandans du château de Vincennes n'sont pas des généraux ?

LE SOLDAT.

Ordinairement... mais celui-ci, je n'sais pas trop ce qu'il est, et en l'appelant commandant, on est sûr de n'pas s'tromper. Tiens, y en a qui disent com'ça qu'il n'a jamais vu que l' feu de la cuisine.

LE PAYSAN.

C'est tout d'même drôle ; mais comment donc qu'il serait arrivé à c'poste-là qu'on donne habituellement pour retraite à de vieux troupiers ?

LE SOLDAT.

C'est que, vois-tu, y en a qui disent com'ça qu'il s'est mis dans une ou deux conspirations... pour la forme, et puis, qu'il a été tout mettre sous le nez du préfet de police, le citoyen Dubois... un habile homme.

LE PAYSAN.

Le citoyen Dubois !... je l'connais... j' l'ai

vu passer l'aut' jour dans une calèche toute flambante d'or... avec une jolie dame, morgué, une belle brune... y en avait qui disaient qu' c'était sa femme, et puis d'autres qu' c'était sa fille... une bien belle femme tout d' même! Mais qu'est-ce qu'il a donc dit votre commandant? pis qu'un pestiféré! qu'est qu' ça peut être?

LE SOLDAT.

Ma foi, ni moi non plus... Tiens, il m' vient une idée... un blanc, un brigand de la Vendée... comme dit le commandant... queuque émigré qui aura voulu faire une estafilade au premier consul... Il faudrait pour la tranquillité de la république et la sûreté de son premier citoyen, qu'on pût mettre tous les émigrés en chair à pâté...

LE PAYSAN.

Queuques uns... oui... mais tous... non!... y en a un surtout pour qui j'ai, moi, une reconnaissance, une vénération. Tel que tu m'vois, j' n'ai pas toujours été fossoyeur du petit village de Vincennes... j'ai servi aussi dans mon temps... dans le fameux temps... en 92... et j'puis m'vanter d' m'être trouvé à des batailles... à des fières batailles... contre l'Europe... quoi... J'étais des trois cents qui ont été pris à Berleim... et comme, sur l'ordre d'un r'presentant du peuple... comment donc qu'il s'appelait ? ma foi, son nom n'me revient pas... nous avions envoyé queuques balles dans la tête des prisonniers qu' nous avions faits... nous nous attendions bien, comme de raison, à sauter le pas... mais n'voilà-t-il pas que le ci-devant duc d'Enghien... un beau blond... ma foi!... qui était dans l'armée ennemie, vient à nous et nous dit : Vous ne mourrez pas!... et s'adressant à ses officiers : Ils sont Français, ils sont malheureux, ils sont désormais sous la garde d'votre honneur et d'votre humanité... Tu sens bien que voilà d'ces choses qu'on n'oublie pas... Mais comme tu y vas! on dirait qu'tu n'as jamais fait que c'métier-là...

LE SOLDAT.

Faut bien gagner la pièce de cent sous et la bouteille de vin...

LE PAYSAN.

Tiens, je n'sais pas pourquoi... j' n'ai pas d'cœur à l'ouvrage aujourd'hui... moi qui ai l'habitude, la main me tremble...

LE SOLDAT.

Du courage, v'là que ça avance.

LE PAYSAN.

Si nous en restions là...

LE SOLDAT, regardant la fosse.

Ma foi, j'crois qu'ça pourra servir com'ça.

LE PAYSAN.

Viens, j'ai besoin d'boire un coup pour me r'faire...

LE SOLDAT.

Eh bien ! allons... du Mâcon... ça doit vous mettre du v'lours sur l'estomac.

(Ils se retirent.)

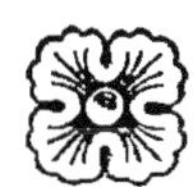

SCÈNE X.

—

20 MARS. ONZE HEURES DU SOIR.

Château de Vincennes; la grande salle.

HULIN (6), GUITTON, BAZANCOURT, BARROIS, RAVIER, RABBE, DAUTANCOURT, MOLIN, OFFICIERS, GENDARMES.

HULIN.

Citoyens, la séance est ouverte... Que l'on fasse entrer l'accusé... (Une porte s'ouvre; le duc d'Enghien est introduit accompagné de deux gendarmes; il porte un pantalon gris, une veste et une cravate blanche, un habit bleu, une casquette à double galon d'or qu'il ôte.) Citoyens, je vais vous donner lecture des deux pièces qui nous constituent en commission militaire...

(Il prend un papier et lit :)

« Aujourd'hui, le 29 ventôse an XII de la république.

» Le gouvernement de la république arrête ce qui suit :

» ART. Ier. Le ci-devant duc d'Enghien, prévenu d'avoir porté les armes contre la république, d'avoir été et d'être encore à la solde de l'Angleterre, de faire partie des complots tramés par cette dernière puissance contre la sûreté intérieure et extérieure de la république, sera traduit à une commission militaire composée de sept membres nommés par le général gouverneur de Paris, et qui se réunira à Vincennes.

» ART. II. Le grand-juge, le ministre de la guerre, et le général gouverneur de Paris, sont chargés de l'exécution du présent arrêté.

» *Signé* le premier consul, BONAPARTE.

» Par le premier consul,

signé, H. B. MARET.

» Le général gouverneur de Paris,

signé, MURAT.

(Hulin prend un autre papier, et lit :)

« Au gouvernement de Paris, le 29 ventôse, an XII de la république.

» Le général gouverneur de Paris, en exécution de l'arrêté du gouvernement, en date de ce jour, portant que le ci-devant duc d'Enghien sera traduit devant une commission militaire composée de sept membres, nommés par le général gouverneur de Paris, a nommé et nomme pour former ladite commission, les sept militaires dont les noms suivent :

» Le général HULIN, commandant les grenadiers à pied de la garde des consuls, président; le colonel GUITTON, commandant le 1er régiment de cuirassiers; le colonel BAZANCOURT, commandant le 4e régiment d'infanterie de ligne; le colonel RAVIER, commandant le 18e régiment d'infanterie de ligne; le colonel BARROIS, commandant le 96e régiment d'infanterie de ligne; le colonel RABBE, commandant le 2e régiment de la garde municipale de Paris; le citoyen Dautancourt, major de la gendarmerie d'élite, qui remplira les fonctions de capitaine rapporteur.

» Cette commission se réunira sur-le-champ au château de Vincennes, pour y juger sans désemparer le prévenu, sur les charges énoncées dans l'arrêté du gouvernement dont copie sera remise au président.

» J. MURAT. »

Capitaine-rapporteur, donnez connaissance des pièces, tant à charge qu'à décharge.

DAUTANCOURT.

Rien ne m'est encore parvenu, président.

HULIN au duc d'Enghien.

Général...

LE DUC D'ENGHIEN.

C'est à moi que vous vous adressez, monsieur?...

HULIN.

Oui, c'est à vous... Vos noms, prénoms, âge et lieu de naissance.

LE DUC D'ENGHIEN.

Je me nomme Louis-Antoine-Henri de Bourbon, duc d'Enghien; je suis né le 2 août 1772, à Chantilly.

HULIN.

À quelle époque avez-vous quitté la France.

LE DUC D'ENGHIEN.

Je ne saurais le dire précisément... c'est le 16 juillet 1789, je crois, que je suis parti avec le prince de Condé mon grand-père, mon père, le comte d'Artois et ses deux fils.

HULIN.

Où avez-vous résidé depuis votre sortie de France?

LE DUC D'ENGHIEN.

En sortant de France, j'ai passé avec mes parens par Mons et Bruxelles; de là, nous nous sommes rendus à Turin, chez le roi de Sardaigne, où nous sommes restés à peu près seize mois. De là, je suis allé à Worms et environs, sur les bords du Rhin. Ensuite, le corps de Condé s'est formé, et j'ai fait toute la guerre. J'avais, avant cela, fait la campagne de 1792, avec le corps de Bourbon, à l'armée du duc Albert.

HULIN.

Où vous êtes-vous retiré depuis la paix faite entre la république et l'empereur?

LE DUC D'ENGHIEN.

Nous avons terminé la dernière campagne aux environs de Gratz; c'est là que le corps de Condé, qui était à la solde de l'Angleterre, a été licencié... non..., je me trompe, c'est à Wendirk... en Styrie... Je suis ensuite resté pour mon plaisir à Gratz, ou aux environs, à peu près six ou neuf mois, attendant des nouvelles du prince de Condé, mon grand-père, qui était passé en Angleterre, et qui devait m'informer du traitement que cette puissance me ferait, lequel n'était pas encore déterminé. Dans cet intervalle, j'ai demandé au cardinal de Rohan la permission d'aller dans son pays, à Ettenheim, en Brisgaw, ci-devant évêché de Strasbourg. J'y suis resté deux ans. Depuis la mort du cardinal, j'ai demandé officiellement à l'électeur de Bade l'autorisation de rester dans ce pays, autorisation qui m'a été accordée.

HULIN.

N'êtes-vous pas passé en Angleterre?

LE DUC D'ENGHIEN.

Non, je n'y suis jamais allé.

HULIN.

Cette puissance vous donne-t-elle toujours un traitement?

LE DUC D'ENGHIEN.

Oui... et je n'ai que cela pour vivre...

HULIN.

Quelle somme recevez-vous de l'Angleterre?

LE DUC D'ENGHIEN.

Cent cinquante guinées par mois... (Entrent Savary et Harel. Savary se place derrière le siége du président, et lui parle bas.) J'ai oublié de vous dire que les raisons qui m'avaient déterminé à habiter Ettenheim ne subsistant plus, je me proposais de me fixer à Fribourg, ville beaucoup plus agréable qu'Ettenheim, où je ne demeurais qu'attendu que l'électeur m'avait accordé une permission de chasse... et j'aime la chasse avec passion... c'était presque ma seule occupation à Ettenheim.

HULIN.

Avez-vous entretenu des correspondances avec les princes français retirés à Londres?

Les avez-vous vus depuis quelque temps?

LE DUC D'ENGHIEN.

J'ai naturellement entretenu des correspondances avec mon grand-père, depuis qu'il m'avait quitté à Vienne, où je l'avais accompagné après le licenciement. J'en entretenais également avec mon père, que je n'ai pas vu, autant que je puis me le rappeler, depuis 1794 ou 1795.

HULIN.

Quel grade occupiez-vous dans l'armée de Condé?

LE DUC D'ENGHIEN.

J'y servais en qualité de commandant de l'avant-garde pendant 1796; avant cette campagne, comme volontaire au quartier-général de mon grand-père; et toujours, depuis 1796, comme commandant de l'avant-garde. Après le passage de l'armée de Condé en Russie, cette armée fut réunie en deux corps, un d'infanterie et un de dragons, dont je fus fait colonel par l'empereur. C'est en cette qualité que je revins aux armées du Rhin.

HULIN.

Pourquoi avez-vous porté les armes contre votre pays?

LE DUC D'ENGHIEN.

J'ai combattu avec ma famille pour recouvrer l'héritage de mes ancêtres, dont la révolution nous avait dépouillés; mais depuis que la coalition a posé les armes, je les ai posées aussi, et j'ai reconnu qu'il n'y avait plus de rois en Europe.

HULIN.

Connaissez-vous le général Pichegru? Avez-vous eu des relations avec lui?

LE DUC D'ENGHIEN.

Je ne l'ai, je crois, jamais vu; je n'ai point

eu de relations avec lui. Je sais qu'il a désiré me voir; je me loue de ne l'avoir pas connu, d'après les vils moyens dont on m'a dit qu'il avait voulu se servir.

HULIN.

Connaissez-vous l'ex-général Dumouriez?

LE DUC D'ENGHIEN.

Pas davantage; je ne l'ai jamais vu.

HULIN.

Depuis la paix, avez-vous eu des correspondances dans l'intérieur de la république?

LE DUC D'ENGHIEN.

J'ai écrit à quelques amis qui me sont encore attachés, qui ont fait la guerre avec moi... pour leurs affaires et les miennes. Ces correspondances ne sont pas de celles dont je crois qu'on veuille parler.

HULIN.

N'êtes-vous point venu furtivement en France?

LE DUC D'ENGHIEN.

Non, monsieur, je n'y suis point venu (5).

HULIN.

Vous êtes pourtant accusé d'avoir passé, à plusieurs reprises, quelques jours à Paris, d'avoir dirigé la conspiration de Georges Cadoudal et de Pichegru...

LE DUC D'ENGHIEN.

Ne vous ai-je pas dit que je n'avais point eu de relations avec le général Pichegru... que je méprisais les conspirateurs?... Les Condé, monsieur, peuvent tomber sous le fer des assassins! mais ils ne s'en servent pas!

HULIN.

Vous n'étiez point l'âme de l'horrible complot tramé contre le premier consul, contre le chef que la nation s'est donné?...

LE DUC D'ENGHIEN.

Non, vous dis-je, monsieur; vous pouvez en croire ma parole... je le jure sur l'honneur... Un soldat que je ne connaissais pas est venu à Ettenheim me proposer d'assassiner le premier consul; je l'ai fait chasser par mes domestiques.

HULIN.

Général, vous persistez dans vos dénégations, et pourtant il est contant, d'après le signalement qui a été donné, d'après les déclarations des gens de Georges, que vous êtes venu mystérieusement chez lui, que vous étiez le chef de l'entreprise...

LE DUC D'ENGHIEN.

Atroce calomnie! infâme mensonge! je vous le répète, monsieur; moi, assassin! moi! et vous n'en croyez pas ma parole... vous m'insultez, monsieur; si j'étais libre, vous me feriez raison...

HULIN.

Modérez-vous, général... mettez plus de

calme dans votre défense... et quand on n'aurait pas dit vrai, ce que je ne suppose pas... vous ne parviendrez jamais du moins à me faire croire que vous étiez indifférent à des évènemens dont toutes les conséquences devaient être pour votre famille et vous.

LE DUC D'ENGHIEN.

Monsieur, mon intention n'était pas d'y rester indifférent. J'avais demandé à l'Angleterre du service dans ses armées, et elle m'avait fait répondre qu'elle ne pouvait m'en donner, mais que j'eusse à rester sur le Rhin... où j'aurais incessamment un rôle à jouer; et j'attendais.

HULIN.

Alors sans doute si la conspiration de Georges et de Pichegru avait réussi... vous seriez entré en France...

LE DUC D'ENGHIEN.

Oui, monsieur... si j'avais eu une armée

à conduire. Je le proclame avec la même franchise, je le jure aussi sur l'honneur, je serais entré en France... oui, monsieur, j'y serais entré, mais en digne fils des Condé, les armes à la main... Monsieur, je n'ai plus rien à dire.

HULIN.

Personne de vous, citoyens, n'a d'observations à faire? (Signe négatif.) Puisque la commission se trouve suffisamment éclairée, la discussion est fermée. La parole est au capitaine-rapporteur.

DAUTANCOURT.

Citoyens, chacun de nous ayant écouté avec une scrupuleuse attention les questions du président de la commission et les réponses de l'accusé, je pense qu'il n'est pas besoin de vous résumer les charges qui pèsent contre ledit accusé; je pense que chacun de vous l'a ainsi que moi jugé selon son âme et conscience; considérant que pour prévenir de nouvelles conspirations, il importe de punir les traîtres et d'effrayer ceux qui seraient encore tentés de conspirer contre la nation et son chef, nous requérons qu'il plaise à la commission militaire de déclarer Louis-Antoine-Henri de Bourbon, ci-devant duc d'Enghien, coupable d'avoir porté les armes contre la république française, d'avoir offert ses services au gouvernement anglais; d'avoir reçu une solde de ce gouvernement; d'être l'un des fauteurs du complot tramé contre la vie du premier consul, et devant, en cas de succès de cette opération, rentrer en France à main armée; requérons en outre, qu'en vertu des lois de l'État, la peine de mort lui soit appliquée.

LE DUC D'ENGHIEN à Hulin, avec une émotion visible.

Veuillez, monsieur, me permettre de demander une audience particulière au premier consul. Mon nom, mon rang, ma façon de penser, et l'horreur de ma situation, me font espérer qu'il ne se refusera pas à ma demande.

HULIN.

Écrivez-lui... je lui enverrai votre lettre... (Le duc d'Enghien écrit. Savary parle bas à Hulin... Le duc d'Enghien remet sa lettre à Hulin.) Que l'accusé se retire. (A Savary.) Nous entrerons en délibération dès que la salle sera évacuée.

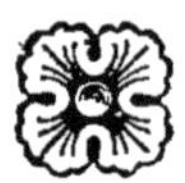

SCÈNE XI.

---

21 MARS. QUATRE HEURES DU MATIN.

Le donjon de Vincennes ; chambre assez vaste ; au fond une porte doublée de fer, avec deux fortes serrures ; deux lucarnes étroites vitrées ; des barreaux de fer en dedans éloignent de ces lucarnes ; un grabat ; deux chaises de paille ; une table grossière de bois ; une lampe de fer ; du papier, deux plumes, un encrier de plomb.

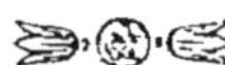

LE DUC D'ENGHIEN seul.

(Il est assis sur une chaise et appuyé sur la table.)

Il n'y a pas six jours... j'étais libre... je pouvais à mon gré courir à cheval... m'égarer sur les traces d'un cerf ou d'un sanglier... au milieu des halliers sauvages, des montagnes giboyeuses de la Forêt-Noire! Je respirais un air frais et vif... une vie abondante gonflait mes veines !... le soir, nous causions, Charlotte et moi!... c'étaient de bien doux entretiens que les nôtres... nous causions avec notre cœur... ma main était dans la sienne. Je la sentais frémir, sa main!... ses beaux yeux me disaient : Je t'aime... je t'aime pour la vie... les miens lui parlaient le même langage !... Et me voilà prisonnier à Vincennes, sous le poids d'une accusation capitale! !... et point d'air !... point d'air ici !... j'étouffe !... Si Charlotte était là... elle me ferait oublier ma captivité... ce que je souffre... elle est si tendre... si bonne... sa voix a tant de charme... son esprit tant de grâce... que le temps du bonheur a passé vite... oh oui, bien vite! (Il regarde la muraille.) Qu'y a-t-il donc d'écrit là ? (Il se lève et s'approche de la muraille.) « Louis de Bourbon, prince de Condé, 19 janvier 1649 !... » C'est donc ici !... c'est dans cette chambre que le grand Condé a été enfermé! c'est lui qui aura tracé ici son nom ! (Il embrasse le nom de Condé.) Caractères sacrés !... ô mon aïeul, ô mon illustre aïeul... c'est ton sang... oui, ton sang qui coule dans mes veines, et peut-être que moi aussi... moi aussi un jour j'aurais mérité le nom de grand? et mon dernier jour n'est peut-être pas éloigné!... Je ne reverrais donc plus Charlotte... je ne la presserais plus contre mon cœur!... Si je lui écrivais... on a bien voulu me donner de quoi écrire... oui, écrivons-lui... causons avec elle comme si elle était là. (Il prend une plume et du papier, et se met à écrire.)

«Donjon de Vincennes, 21 mars... (Il tire sa montre.)
» quatre heures du matin.

» Quelles doivent être en ce moment vos » inquiétudes, vos angoisses, ma Charlotte » bien-aimée (je juge votre cœur d'après le » mien), surtout si, comme je le crains bien, » on ne vous a point fait parvenir les deux » lettres que je vous ai écrites depuis que » l'on m'a arraché d'auprès de vous! Mais » rassurez-vous, mon amie, ma bien bonne » amie... ne prenez point de chagrin... votre » santé qui m'est si précieuse pourrait en » souffrir... nos maux auront bientôt leur » terme! Je viens de comparaître devant un

» conseil de guerre, accusé de complicité
» avec le Vendéen Georges et le général Pi-
» chegru que je n'ai jamais vus. J'ai répondu,
» je me suis défendu avec toute la franchise,
» toute la loyauté que vous me connaissez.
» Pas une seule pièce n'a été produite! pas
» un témoin n'a été entendu! j'espère bien
» que je ne serai pas condamné... oh non...
» ce serait m'assassiner! d'ailleurs si, contre
» mon attente... ils prononçaient ma con-
» damnation... j'ai écrit au premier consul...
» il consentira à m'entendre... il ne me lais-
» sera pas mourir... il me rendra à la liberté...
» à toi, ma Charlotte bien-aimée, à toi!...
» nous serons heureux encore... »

(Tandis qu'il signe, un grand bruit se fait entendre, la porte s'ouvre, un officier de gendarmerie d'élite entre.)

L'OFFICIER.

Veuillez me suivre.

LE DUC D'ENGHIEN.

Permettez-moi, monsieur, d'ajouter un *post-scriptum* à ma lettre. (Il écrit.)

« *P.-S.* Un officier de gendarmerie entre
» dans ma chambre. Il me dit de le suivre :
» la volonté de Dieu soit faite. »

(Ils sortent.)

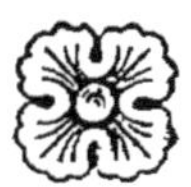

SCÈNE XII.

Un escalier obscur et tortueux.

LE DUC D'ENGHIEN, UN OFFICIER DE LA GENDARMERIE D'ÉLITE, UN DÉTACHEMENT DE GENDARMES.

LE DUC D'ENGHIEN.

Où me conduisez-vous donc? est-ce que l'on veut me plonger tout vivant dans un cachot? Suis-je destiné à périr dans les oubliettes?

L'OFFICIER.

Non, monseigneur, soyez tranquille : on va vous fusiller...

LE DUC D'ENGHIEN.

Ah! grâces au ciel! je mourrai de la mort

d'un soldat! Mais vous pleurez, monsieur... vous plaignez un Condé dont le sang bouillonne... qui avait besoin de vivre encore... et qui va mourir tout à l'heure... Mais qui donc êtes-vous, monsieur, pour que vous vous attendrissiez à ce point?

L'OFFICIER.

Monseigneur, monseigneur... ne vous souvient-il pas de ce pauvre jeune homme, de ce braconnier amené devant monseigneur le prince de Condé en 1787, le jour de la Saint-Louis, dans le parc de Chantilly?... Sans vous, monseigneur, sans vous, j'aurais été livré à la justice; je serais mort... et c'est moi, moi qui aujourd'hui suis chargé de vous conduire au supplice... de commander le feu... Je voudrais vous sauver aux dépens de ma vie... il faut que je vous sauve...

LE DUC D'ENGHIEN.

Ne tentez rien, de grâce!... ils auraient deux victimes au lieu d'une. (Il l'entraîne.) Marchons!

SCÈNE XIII.

Les fossés du château de Vincennes; une fosse ouverte, au bas du pavillon de la Reine.

SAVARY, HAREL, OFFICIERS, DÉTACHEMENS DE TROUPES.

HAREL. (Il tient en main une lanterne éclairée par plusieurs chandelles.)

Hulin a eu bien raison, général, de déclarer que le jugement du ci-devant duc d'Enghien devait être exécuté sur-le-champ; et vous, vous avez agi en loyal citoyen, en ordonnant tout de manière qu'il n'y ait pas le moindre retard... Voyez-vous, on ne sait pas ce qui peut arriver... les temps sont mauvais... les conspirations donnent... On fait bien de se tenir sur ses gardes... Il n'y avait pas d'autre chose à faire qu'à expédier à la minute ce brigand d'aristocrate... ce complice de Georges... et de tous ces gueux d'émigrés qui en veulent au premier consul, et à notre glorieuse république une et indivisible... (Fredonnant.)

Ah! ça ira, ça ira,
Les aristocrates à la lanterne...

ou bien sous les balles de nos braves républicains; c'est toujours la même chose, général.

SAVARY.

Oui, commandant. Moi, j'approuve fort le premier consul; il est important pour lui de se défaire d'un homme dangereux, de donner un gage aux patriotes, de leur montrer clairement que Bonaparte ne travaille pas pour les Bourbons; qu'il ne veut pas jouer du tout le rôle de Monck... Et quand je ne l'aurais pas approuvé, j'aurais agi de même... je ne connais que mon devoir... j'ai reçu des ordres... et où en serait la sûreté des États si la force armée délibérait?

(Le duc d'Enghien, l'officier de gendarmerie d'élite et un détachement de gendarmes arrivent dans les fossés. Dautancourt arrive un peu après.)

L'OFFICIER à son détachement.

Halte!

SAVARY.

Capitaine-rapporteur, donnez lecture du jugement.

DAUTANCOURT.

Approchez votre lanterne, commandant, j'ai la vue basse.

(Harel approche la lanterne, et Dautancourt lit:)

« Aujourd'hui, le 30 ventôse an XII de la république.

» La commission militaire formée en exé» cution de l'arrêté du gouvernement, en » date du 29 courant, s'est réunie au château » de Vincennes, à l'effet de juger le ci-de» vant duc d'Enghien, sur les charges por» tées dans l'arrêté consulaire; le président a

» fait amener le prévenu libre et sans fers, et a
» ordonné au capitaine-rapporteur de donner
» connaissance des pièces, tant à charge qu'à
» décharge, au nombre d'une, et après lui
» avoir donné lecture de l'arrêté susdit, le
» président lui a fait les questions suivantes:

» Vos noms, prénoms, âge et lieu de nais-
» sance.

» A répondu se nommer *Louis-Antoine-*
» *Henri de Bourbon*, duc *d'Enghien*, né à
» Chantilly, le 2 août 1772.

» A lui demandé s'il a pris les armes contre
» la France:

» A répondu qu'il avait fait toute la guerre,
» qu'il était prêt à se battre encore contre la
» république, et qu'il désirait avoir du ser-
» vice dans la nouvelle guerre de l'Angle-
» terre contre la France.

» A lui demandé s'il était encore à la solde
» de l'Angleterre:

» A répondu que oui, qu'il recevait par
» mois cent cinquante guinées de cette puis-
» sance.

» La commission ayant entendu l'accusé

» dans ses moyens de défense, et les conclu-
» sions du capitaine-rapporteur, le président
» a fait retirer l'accusé, le conseil délibérant
» à huis-clos; le président a recueilli les
» voix, en commençant par le plus jeune en
» grade, le président ayant émis son opinion
» le dernier; l'unanimité des voix a déclaré
» le prévenu coupable, et lui a appliqué
» l'article... de la loi du, ainsi conçu... et en
» conséquence, l'a condamné à la peine de
» mort.

» Ordonne que le présent jugement sera
» exécuté de suite, à la diligence du capi-
» taine-rapporteur, après en avoir donné
» lecture au condamné, en présence des dif-
» férens détachemens des corps de la gar-
» nison.

» Fait, clos, et jugé sans désemparer, à
» Vincennes, les jour, mois et an que dessus,
» et avons signé.

» HULIN, DAZANCOURT, RABBE,
» BARROIS, DAUTANCOURT, GUITTON, RAVIER. »

SAVARY.

C'est bien...

DAUTANCOURT bas à Savary.

Mais le capitaine Molin, qui faisait fonctions de greffier, n'a désigné ni l'article ni la loi... et ces formalités sont, je crois, nécessaires...

SAVARY.

Il y a urgence... ne dites rien... on arrangera cela tantôt (7).

LE DUC D'ENGHIEN à Harel.

Monsieur le commandant, je désirerais bien, à mes derniers momens, être assisté d'un prêtre.

HAREL.

Ne voudrais-tu pas mourir comme un capucin! d'ailleurs tous les prêtres sont couchés à cette heure.

(Le duc d'Enghien s'agenouille et fait le signe de la croix.)

L'OFFICIER DE GENDARMERIE sur un signe de Savary à son détachement.

Chargez... armes!

LE DUC D'ENGHIEN se relevant... A l'officier de gendarmerie, lui serrant la main.

Monsieur... mon ami... j'ai un service à vous demander... faites passer, je vous prie, cette tresse de cheveux, cet anneau, cette lettre à la personne que désigne cette adresse... c'est une personne qui m'est bien chère! (à part.) Qu'il est cruel de mourir à mon âge!... heureux comme je l'étais!...

SAVARY.

Un bon citoyen ne doit pas faire les commissions d'un traître... à moins pourtant que le premier consul ne le permette.

(Un maréchal-des-logis s'approche du duc d'Enghien avec un mouchoir.)

LE DUC D'ENGHIEN repoussant le mouchoir dont on veut couvrir ses yeux.

Laissez... il n'en est pas besoin... je ne crains pas la mort... je regrette seulement de la recevoir de la main des Français... Adieu, mon père... adieu, prince de Condé...

adieu, mes frères d'armes!... adieu, Charlotte, adieu! (Regardant le ciel.) Je vais vous attendre... (Aux gendarmes d'élite.) Allons, amis.

SAVARY.

Vous n'avez point d'amis ici... Lieutenant, commandez le feu.

L'OFFICIER DE GENDARMERIE.

Jamais... commandez-le vous-même. (Il brise son épée.)

SAVARY.

Vous ne sortirez pas de Vincennes... je ferai mon rapport au premier consul. Maréchal-des-logis, remplacez votre lieutenant...

LE MARÉCHAL-DES-LOGIS.

Joue!

SAVARY aux gendarmes d'élite.

Mais, camarades, vous n'y voyez pas.

UN GENDARME.

C'est vrai, général, la lune ne monte pas

la garde cette nuit, et le soleil manque à l'appel...

SAVARY.

Attendez.

(Il prend la lanterne des mains d'Harel, s'approche du duc d'Enghien, et va pour lui attacher la lanterne sur la poitrine.)

LE DUC D'ENGHIEN.

Donnez... je la tiendrai... (8).

LE MARÉCHAL-DES-LOGIS.

Feu!

(Le duc d'Enghien tombe.)

HAREL.

Vive la république!...

SAVARY touchant le duc d'Enghien, et s'apercevant qu'il remue encore.)

Maladroits!...

RÉAL à Savary qui va à sa rencontre.

Je venais l'interroger, et lui annoncer que l'audience qu'il avait demandée au premier consul lui était accordée. Vous vous êtes bien hâté, général.

SAVARY *tirant un papier.*

Citoyen, c'était mon ordre.

(Quelques gendarmes jettent le duc d'Enghien tout habillé dans la fosse.)

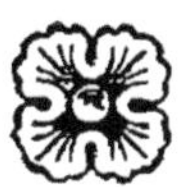

SCÈNE XIV.

Le cabaret de la Tour-d'Argent ; salle et cabinet contigus.

21 MARS. SIX HEURES ET DEMIE DU MATIN.

TRUCHON, DEUX GENDARMES, UN GARÇON OCCUPÉ A BALAYER LA SALLE.

PREMIER GENDARME entrant.

Truchon... à la Tour-d'Argent !...

DEUXIÈME GENDARME.

N'est-ce pas aujourd'hui not' enseigne ?

PREMIER GENDARME.

Citoyen Truchon, donnez-nous un litre.

TRUCHON.

A douze ou à quinze?...

DEUXIÈME GENDARME.

A quinze.

PREMIER GENDARME.

Oui, c'que vous avez d' mieux...

TRUCHON.

Il paraît, camarades, que vous avez eu queuque bonne aubaine c'matin ?

DEUXIÈME GENDARME.

Pas mauvaise, com'ça... citoyen Truchon...

TRUCHON.

J' vas vous donner vot' affaire. Dites donc, si vous vous atabliez dans ce cabaret... vous seriez mieux, pendant qu' mon garçon fait la salle...

PREMIER GENDARME.

Volontiers : vot' vin... n'en s'ra pas pire... n'est-ce pas ?...

TRUCHON.

C'est tout c' qui vous faut.

DEUXIÈME GENDARME.

Oui, pour le quart d'heure.

(Ils entrent dans le cabaret, et se mettent devant une table.)

TRUCHON apprêtant le litre.

Qu'est-ce qu'ils ont donc fait pour être payés com' ça ?...

PREMIER GENDARME.

Il est bien mort tout d' même....

TRUCHON apportant le litre.

Voilà... (A part.) Qu'est-ce qu'ils disent ?

(Il rentre dans la salle, et écoute.)

DEUXIÈME GENDARME.

Oh oui... il n'a pas fait de grimace !

PREMIER GENDARME.

Il n'a pas sourcillé. (*Versant du vin, et présentant son verre.*) A ta santé. (*Il boit.*)

DEUXIÈME GENDARME.

Comme il vous a repoussé le mouchoir ! (*Buvant.*) Du chenu.

PREMIER GENDARME.

Comme il vous a pris la lanterne!... (*Buvant.*) Du bourgogne, pour le moins...

DEUXIÈME GENDARME.

J'en ai déjà fusillé, et j' n'en ai pas encore vu mourir avec ce toupet-là...

PREMIER GENDARME.

Tu n' bois pas!... t'as la larme à l'œil?

DEUXIÈME GENDARME.

Tiens, on a beau faire... ça fait toujours d' l'effet de j'ter par terre un homme, et un homme comme c'lui-là !...

PREMIER GENDARME.

C'est vrai... tout d' même !... buvons... et n'y pensons plus...

DEUXIÈME GENDARME *buvant.*

T'as raison... n'y pensons plus... mais qu' c'est que c' t' homme-là?... sais-tu toi ?... je s'rais curieux d' savoir... Quand on a envoyé queuqu'un dans l'aut' monde, c'est bien la moind' chose...

PREMIER GENDARME.

Comment, tu n' sais pas... moi, j' sais...

DEUXIEME GENDARME.

On a dit dans les rangs qu' c'était un brigand d' la Vendée ; ça n' peut pas êt' ça !... qu'é c' c'est donc ?...

PREMIER GENDARME.

C'est tout bonnement l' duc d'Enghien !..,

DEUXIÈME GENDARME.

L' duc d'Enghien... c'est que j' suis physiolomiste... est-ce pas comm' ça qu'on dit ?... et puis un brigand d' la Vendée, ça n' pouvait pas avoir un' montre comm' ça (il tire une montre), garnie en beaux diamans... des vrais... bien sûr... et une chaîne comm' ça ! et des breloques comm' ça !

PREMIER GENDARME.

Comment, tu' y'as pris sa montre... t'as pu faire un coup comm' ça ?

DEUXIÈME GENDARME.

Tiens, l'aut' !... pourquoi pas ?... elle aurait été perdue !... ça n'empêche pas... (Il s'essuie les yeux.)

PREMIER GENDARME.

C'est vrai tout d' même... puis elle s'ra beaucoup plus agréablement chez l' bijoutier avec ses camarades, que si on l'avait mise dans la société des vers, car j' présume bien qu' tu n' la garderas pas?

DEUXIÈME GENDARME.

Pas si bête... mais qu'é c' c'est donc que l' duc d'Enghien?

PREMIER GENDARME.

Comment, tu n' connais pas ça, l' duc d'Enghien... eh bien, c'est un ci-devant... un prince, un Bourbon... quoi... un d' ces grands aristocrates qui sont passés aut'efois à l'étranger. J'étais à côté de lui quand il était sur la sellette... et j' l'ai entendu débiter sa kyrielle de noms au président...

DEUXIÈME GENDARME buvant.

Qu'est-ce qu'il a donc pu faire, pour qu'on nous l' plante en guise de cible?...

PREMIER GENDARME buvant.

Il a fait... il a fait c' que font les Bourbons... je n'sais pas, moi... faut bien qu'il ait fait queuque chose, pour que le premier consul lui ait fait mettre la poitrine en écumoir. Citoyen Truchon, un autre litre.

DEUXIÈME GENDARME.

Du même, not' bourgeois.

TRUCHON.

Tout d'suite...

PREMIER GENDARME.

Ça te r'met-il le cœur au vent'e?

DEUXIÈME GENDARME.

Ça commence!.. C'est donc l' duc d'Enghien qu' nous avons fusillé!...

TRUCHON.

Voilà... Qu'équ' vous dites donc, les

amis?... qu' vous avez fusillé l' duc d'Enghien... comment ça s' peut-il ça?

PREMIER GENDARME.

Ça s' peut, parc' que ça est, citoyen Truchon.

TRUCHON.

Mais, où donc qu' vous avez fait ça?

DEUXIÈME GENDARME.

Dans les fossés d' Vincennes... aujourd'hui... avant qu'il n' fît jour... n'y a pas d' mystère...

TRUCHON.

Pas de bêtise... voyons... est-ce qu' vous m' prenez pour un' buse? C' n'est pas vrai!...

PREMIER GENDARME.

C'est vrai tout d' même... la pure vérité encore!... A vot' santé, not' bourgeois... (Il boit.)

DEUXIÈME GENDARME.

Vrai, comm' j' suis là... si c'est faux, que vot' vin m'empoisonne...

PREMIER GENDARME à part.

N'y aurait peut-êt' pas besoin d' mirac pour ça!

TRUCHON.

Qu'est-ce qui l'a donc fait exécuter comm' ça?

DEUXIÈME GENDARME.

Est-ce que ça s' demande?

PREMIER GENDARME.

Qu'est-c' qui commande dans la république?

TRUCHON.

Le premier consul...

DEUXIÈME GENDARME.

Eh bien, oui, le premier consul.... n'y a

pas d'aut' que lui... (Au premier gendarme.) Veux-tu jouer à qui paiera le liquide?

PREMIER GENDARME.

Oui, à qui se liquidera.

DEUXIÈME GENDARME.

Pas mal, le calembourg... Des dominos, citoyen Truchon.

TRUCHON apportant des dominos.

Oui, camarades... (Ils boivent.) Voilà.

DEUXIÈME GENDARME prenant les dominos.

Allons, faisons jouer les os.

PREMIER GENDARME.

C' calembourg-là n' vaut pas le mien.

DEUXIÈME GENDARME.

C' n'est pas clair...

(Truchon sort du cabinet, et ferme la porte à la clef.)

TRUCHON à son garçon.

Prends garde qu'ils n' sortent... n' leur ouvre pas... jusqu'à c' que je r'vienne... je n' serai pas long-temps.

SCÈNE XV.

—

Cabinet du préfet de police.

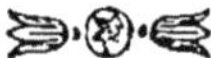

DUBOIS, TRUCHON.

DUBOIS *ouvrant la porte de son cabinet.*

Entre... Tu as quelque chose d'important à me communiquer?...

TRUCHON.

C'est vous qu'êtes le citoyen préfet d'police?

DUBOIS.

Oui... tu as à me dire?...

TRUCHON.

Certainement, citoyen préfet, certainement... queuqu' chose de joliment important... comm' vous n' pouvez pas vous imaginer!

DUBOIS.

Après...

TRUCHON.

Citoyen préfet, je me nomme Truchon, marchand de vins, à la *Tour-d'Argent*, au coin d' la rue d' Charenton et d' la rue Contrescarpe, pas loin d' l'emplacement de la Bastille, c'te forteresse qu' a été prise et abattue par l' peuple l' quatorze juillet quatre-vingt-neuf... j' crois... vous voyez ça d'ici, n'est-ce pas?

DUBOIS avec impatience.

Oui... eh bien! après...

TRUCHON.

Eh bien! citoyen préfet, ce matin, de grand matin, comme nous ouvrions... il est entré dans ma salle, comm' mon garçon la balayait... deux hommes déguisés en gendarmes d'élite... ça n' peut pas être autrement... voyez-vous!... j'ai vu ça, moi, rien qu'à leur mine! Quelles chiennes de mines!!!... fallait voir!... J'ai pris tout d' suite un cabriolet au coin du boul'vart, et je viens pour vous conter... Si vous saviez ce qu'ils disaient... j' n'ose pas vraiment... c'est une chose si affreuse!... si gigantesque!!!...

DUBOIS avec colère.

Parleras-tu?...

TRUCHON.

Eh bien! citoyen préfet, puisque vous l'voulez absolument, ils ont dit... ils ont dit qu'ils avaient fusillé le duc d'Enghien, dans les fossés de Vincennes, par ordre du premier consul... J' n'ai pas donné là-dedans, moi... Le vainqueur de Marengo... n'a pas pu, j'en mettrais ma main au feu, faire un' chose comm' cell'-là... c' sont des misérables, des chenapans qu'on a payés... qui répandent des mauvais bruits dans les faubourgs, pour faire perdre au premier consul, notre bien-aimé souverain, l'amour des Français... En bon citoyen, j' les ai mis sous clef, pour qu' vous puissiez les mettre à l'ombre...

DUBOIS.

En bon citoyen, tu vas retourner chez toi tout de suite, mettre tes prisonniers en liberté, et tu feras bien de ne plus te mêler de ce qui ne te regarde pas... Va...

TRUCHON *se retirant.*

Merci, citoyen préfet.

SCÈNE XVI.

—

22 MARS. ONZE HEURES DU MATIN.

La Malmaison, boudoir de madame Bonaparte.

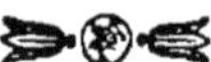

MADAME BONAPARTE, BOURIENNE.

MADAME BONAPARTE.

Bourienne, quel affreux malheur!... Asseyez-vous... cela me fait du bien de vous voir, de parler à un ami... à cœur ouvert... Si vous saviez comme il est depuis quelques jours! il évite, il craint la présence de tout le monde... Qui a pu lui inspirer une action comme celle-là?

BOURIENNE.

Cette affaire, madame, est enveloppée

d'un mystère qu'il est bien difficile de pénétrer... Le temps seul pourra nous apprendre ce qu'il en est réellement... Mais, vous le dirai-je? je soupçonne quelqu'un d'avoir amené là le premier consul par quelque horrible machination.

MADAME BONAPARTE.

Et qui donc, Bourienne, qui donc soupçonnez-vous? Dites-moi...

BOURIENNE.

Les murs des palais ont des oreilles...

(Il s'approche de madame Bonaparte, et lui parle bas.)

MADAME BONAPARTE.

Cela ne m'étonne pas de lui... Quelle atrocité! Du moins on ne dira pas qu'il y ait de ma faute... J'ai tout tenté pour détourner Bonaparte de ce sinistre projet... Il ne me l'avait pas confié; mais vous savez, mon ami, comme je sais le deviner, et il est convenu de tout. Mais avec quelle dureté il a repoussé mes prières ! Je me suis attachée à lui, je me suis jetée à genoux : « Mêlez-» vous de ce qui vous regarde ! s'est-il écrié » avec fureur ; ce ne sont pas là des affaires » de femme... Laissez-moi ! » Et il m'a rejetée avec une violence dont il n'avait pas donné d'exemple depuis notre première entrevue à votre retour d'Égypte. Mon Dieu! qu'allons-nous devenir ? Je tremble... j'ai le cœur navré...

BOURIENNE.

Je partage vos craintes et votre affliction : cela me fait bien mal !

MADAME BONAPARTE.

Vous l'aimez, Bourienne, et vous souffrez comme moi de le voir ainsi flétrir sa gloire, sa gloire si belle, si pure, sa gloire qui l'a fait le premier capitaine du monde... N'est-ce pas que vous ne le croyez pas capable d'une action pareille ?... Quelle doit être l'opinion à Paris? Je suis sûre qu'on le maudit partout ; car ici ses flatteurs même, les minuteurs de l'empire, paraissent consternés lorsqu'il n'est pas devant eux...Nous sommes bien tristes depuis hier... Et lui !... vous savez, mon ami, comment il est quand il n'est pas content de lui et qu'il s'efforce de le paraître... Personne n'ose lui adresser la parole, et tout est morne autour de nous!... Ah Dieu! quelqu'un qui entre sans se faire annoncer!...

BOURIENNE.

C'est lui !

(Bonaparte entre en chiffonnant un papier, et fait signe à Bourienne de sortir.)

BONAPARTE à madame Bonaparte montrant un papier qu'il froisse violemment.

Vous choisirez mieux vos protégés une autre fois, j'espère...

MADAME BONAPARTE.

Que voulez-vous dire?

BONAPARTE.

Ce petit faiseur de romans... que j'ai fait

rayer de la liste des émigrés sur votre recommandation.. ce mince secrétaire d'ambassade que je voulais pousser... que j'envoyais ministre en Valais... en attendant mieux, n'a-t-il pas l'insolence de m'écrire... de me donner sa démission... il ne le portera pas en terre... je ne puis pardonner une injure comme celle-là.

MADAME BONAPARTE

Une injure?...

BONAPARTE.

Lisez plutôt...

MADAME BONAPARTE, elle prend la lettre et la lit, tandis que Bonaparte se promène avec agitation, les bras croisés derrière le dos.

« Paris, 1er germinal an XII.

» Citoyen premier consul,

» Hier vous m'avez vu reconnaissant du » nouveau poste auquel votre confiance m'a» vait appelé, et prêt à m'acquitter religieu» sement des devoirs que ce poste m'impo-

» sait. Aujourd'hui qu'une vive et profonde » douleur brise mes facultés morales, je vous » prie de vouloir bien accepter ma démission, » convaincu qu'il vous sera facile de trouver » pour me remplacer, quelque citoyen plus » capable que moi, de servir la république » française.

» CHATEAUBRIAND. »

BONAPARTE.

Eh bien, madame! eh bien, qu'en pensez-vous? puis-je souffrir...?

MADAME BONAPARTE.

Mais je ne vois là qu'une lettre pleine de noblesse et de dignité.

BONAPARTE.

Oui, comme celle du comte Provence (9)... termes polis sans doute... mais qui signifient d'une manière assez claire, assez positive, que M. de Chateaubriand ne veut pas servir un gouvernement taché du sang d'un

Bourbon. Je ne reçois de leçons de personne... ce que j'ai fait... j'ai cru devoir le faire... il y a des nécessités politiques... des circonstances graves où l'humanité est une sottise, une niaiserie!... Chateaubriand n'a pas senti ma position... tant pis pour lui. Nous avons en France des prisons d'état, les îles Sainte-Marguerite... le château de Ham... le Mont-Saint-Michel... je vais l'envoyer au Mont-Saint-Michel... il y restera sa vie... il sera bien là, face à face avec l'Océan, le poétique Océan. Il aura le temps d'écrire, de faire quelque chef-d'œuvre, comme vous dites vous et ma sœur Elisa... (Ouvrant la porte à un huissier.) Qu'on me trouve le général Savary, dites-lui que je l'attends.

MADAME BONAPARTE, se jetant à genoux et pleurant.

Mon Dieu! je vous en supplie... ne le faites pas arrêter; grâce pour lui... grâce pour toi!

BONAPARTE après un instant d'hésitation.

Oui! eh bien oui! je lui pardonne...

MADAME BONAPARTE avec une profonde émotion.

Merci... merci...

BONAPARTE. Il se frappe le front.

(A part.) Le duc d'Enghien... j'ai peut-être été trop sévère!... (A Savary qui entre.) Allez-vous-en... je n'ai plus besoin de vous.

FIN.

NOTES.

NOTES.

NOTE I.

M. Ch.-R. de Montgaillard rédigea en l'an VI un Mémoire concernant la trahison de Pichegru dans les années III, IV et V. D'après ce Mémoire, Pichegru aurait répondu, le 19 août 1795, à la proposition qui lui fut faite par M. de Montgaillard de rétablir la monarchie en France :

« J'ai offert vingt fois en Alsace à M. Fauche » les occasions d'exécuter ce que le prince me » demande aujourd'hui ; et je ne puis concevoir, » s'il a, comme je le pense, auprès de lui des offi» ciers d'un grand talent, qu'on n'ait pas su en pro» fiter. J'ai beaucoup réfléchi à ce dont il est ques» tion. J'ai déjà donné, sous divers prétextes, à

» trois ou quatre bataillons qui sont ce que j'ai de » plus mauvais dans l'armée, l'ordre de se rendre » à Gravelines, Bergues, Nieuport, etc. J'ai dé» placé mon parc d'artillerie et fait des disposi» tions propres à m'assurer les places fortes de » l'Alsace. Dans cet état, voici ce que je puis » faire. Les représentans du peuple me pressent » de passer le Rhin, et je vais y être forcé tout » à l'heure. Que le prince de Condé m'indique » donc le lieu où il désire que je traverse ce » fleuve. Je crois que Newbourg ou Steinstadt » serait l'endroit le plus favorable, à cause de la » position militaire du prince. Qu'il m'indique le » jour et l'heure, la quantité d'hommes, l'espèce » d'armes, en observant cependant, pour ména» ger les apparences, que je ne puis guère passer » le Rhin avec moins de dix à douze mille hom» mes. Je laisserai mes pontons comme pour » servir à une deuxième colonne; et, aussitôt ar» rivé sur la rive droite, je proclamerai la royauté. » Mon armée se réunira dans le même moment à » celle du prince; nous repasserons ensemble le » fleuve; les places d'Alsace s'ouvriront devant

» nous ; et, aidés des renforts que j'y laisse, et de
» quelques bataillons autrichiens, s'il est néces-
» saire, nous marcherons à journées forcées sur
» Paris, car c'est là où il faut tendre. Plus j'y ré-
» fléchis, et plus je vois que ce plan est le seul
» susceptible d'un grand succès. Ce que le prince
» me propose n'est point faisable. Je connais le
» soldat : il ne faut pas lui donner le temps d'un
» premier mouvement ; il faut l'entraîner, et non
» le décider. Une fois sur la rive droite, je suis
» sûr de lui, pourvu que le vin, la viande et l'ar-
» gent ne manquent point. Que le prince ait soin
» que tout cela soit en abondance ; que les offi-
» ciers de son armée se confondent et ne fassent
» qu'un avec les miens ; surtout point de jactance
» de la part des émigrés, et je réponds de tout le
» reste. Il est inutile que j'envoie au prince un
» de mes aides-de-camp : il pourrait être aperçu
» et reconnu sur la rive droite, et cela seul com-
» promettrait la chose. D'ailleurs vous suffirez ;
» et, puisque le prince vous a chargé de ses in-
» structions, il doit avoir confiance en vous et
» ajouter une foi entière à ce que vous lui rappor-

» terez de ma part. Il n'y a pas de temps à per- » dre : retournez vers le prince ; assurez-le que je » vais tout disposer en conséquence, et qu'il » prenne de son côté les mesures nécessaires. » Soyez de retour le plus tôt possible. »

Le prince de Condé, ajoute M. de Montgaillard, conçoit des inquiétudes et des craintes. On ne lui donne préalablement aucun gage ; on ne lui livre point une place forte pour sa sûreté ; il ne peut donc exposer ainsi inconsidérément son armée. Les Autrichiens voudront-ils favoriser ce plan ? Ne le contrarieront-ils pas plutôt ? Ce qui avait été proposé par le prince était si simple et si raisonnable ! Pourquoi Pichegru ne suivait-il pas ce parti ? Et les représentans du peuple, pourquoi ne les livrait-il pas au prince ? Telle était la série d'observations que faisait le prince de Condé. La vérité est que, jaloux d'être regardé comme le seul restaurateur de la royauté, il voulait agir sans la participation des Autrichiens ; et, d'un autre côté, il désirait avoir cette gloire au meilleur marché possible.

Ce dissentiment entre le prince de Condé et

Pichegru fut cause qu'on ne tenta rien : le premier tenait à ce qu'on lui livrât Huningue et Strasbourg ; l'autre ne se désistait pas de son plan, on n'y voulait apporter que de légères modifications.

Nous citerons ici, comme chose curieuse et peu connue, quelques unes des propositions faites à Pichegru au nom du prince de Condé, par M. de Montgaillard.

« Le général sera créé sur-le-champ lieutenant-général des armées du roi.

» Le général a la parole d'honneur du prince qu'il recevra de la main du roi le bâton de maréchal de France au moment même de l'arrivée de S. M. à l'armée. Le délai de cette grâce est un plaisir que le prince veut réserver à S. M. ; il peut l'accorder, et il en donnera l'assurance.

» Le général sera fait sur-le-champ grand'croix de l'ordre royal et militaire de Saint-Louis.

» Le général aura pendant sa vie le commandement en chef de la province d'Alsace. Nul ne défendrait mieux cette province que celui qui l'a arrachée aux ennemis.

» Le général jouira pendant sa vie de la maison royale et du parc de Chambord, ainsi que de huit pièces d'artillerie.

» Le général jouira de deux cent mille livres de pension annuelle ; la moitié de cette somme réversible en pension à sa femme, le quart à ses enfans, à perpétuité, de mâle en mâle, et jusqu'à extinction de postérité.

» Il sera dressé une pyramide à l'endroit où l'armée du roi se joindra à l'armée du général. Au bas de cette pyramide il sera gravé cette inscription : *Le... jour du mois de... de l'année* 1795 *Pichegru sauva la monarchie française et donna la paix à l'Europe.*

» La ville d'Arbois sera exempte de toutes impositions généralement quelconques pendant dix années. Elle prendra le nom du général, et sa statue y sera placée.

» Il sera frappé une médaille en l'honneur du général.

» Le général aura sa sépulture dans la même église qui renferme les restes des rois de France.

» Il sera donné au général un hôtel à Paris

convenable à son rang et à sa dignité ; il lui sera compté la somme d'un million en espèces, pour l'établissement de sa maison.

» Le géneral aura la liberté de récompenser les officiers-généraux, les officiers de son état-major, et les personnes qui lui sont attachées. Les grades qu'il leur confèrera seront reconnus et confirmés.

» Le général pourra leur accorder les récompenses pécuniaires qu'il jugera à propos ; elles seront acquittées.

» L'armée commandée par le général sera reconnue l'armée royale. Tous les officiers conserveront le grade, les traitemens et les appointemens dont ils jouissent. Ils seront irrévocablement maintenus dans la possession de leurs emplois. Ceux qui désireront se retirer le pourront; ils auront l'assurance la plus formelle qu'ils ne seront jamais recherchés en aucune manière, quelle que soit la conduite qu'ils aient pu tenir individuellement.

» Les villes qui ouvriront leurs portes jouiront

de trois années d'exemption de toutes impositions.

» Les commandans des places qui rendront les places jouiront d'une pension de vingt-quatre à cinquante mille livres de rente, suivant l'importance de la place. Ils seront maintenus dans leurs grades, et employés en conséquence. »

Le 6 avril 1804, quinze jours après la mort du duc d'Enghien, Pichegru fut trouvé mort dans la chambre qu'il occupait au Temple, évidemment étranglé, si l'on en croit M. de Bourienne, par des agens secrets sur la nature desquel il n'ose élever de présomptions.

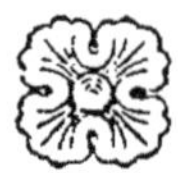

NOTE II.

Lettre du ministre des relations extérieures au général Caulancourt.

« Paris, le 21 ventôse an XII.

» GÉNÉRAL,

» J'ai l'honneur de vous adresser une lettre pour le baron d'Eldesheim, ministre principal de l'électeur de Bade ; vous voudrez bien la lui faire parvenir aussitôt que votre expédition d'Offembourg sera consommée. Le premier consul me charge de vous dire que, si vous n'êtes pas dans le cas de faire entrer des troupes dans les états de l'électeur, et que vous appreniez que le général Ordener n'en a point fait entrer, cette lettre doit rester entre vos mains et ne pas être remise au ministre de l'électeur. Je suis chargé de vous recommander particulièrement de faire prendre et de rapporter avec vous les papiers de madame de Reich.

» J'ai l'honneur de vous saluer.

» *Signé* CH.-MAUR. TALLEYRAND. »

Voici cette lettre dont il est question, telle qu'elle a été insérée dans la *Gazette de Leyde*, au mois d'avril 1804 :

« Paris, le 11 mars 1804.

» MONSIEUR LE BARON,

» Je vous avais envoyé une note, dont le contenu tendait à requérir l'arrestation du comité d'émigrés français siégeant à Offembourg, lorsque le premier consul, par l'arrestation successive des brigands envoyés en France par le gouvernement anglais, comme par la marche et les résultats des procès qui sont instruits ici, reçut connaissance de toute la part que les agens anglais, à Offembourg, avaient aux terribles complots tramés contre sa personne et contre la sûreté de la France. Il a appris de même que le duc d'Enghien et le général Dumouriez se trouvaient à Ettenheim; et comme il est impossible qu'ils se trouvent en cette ville sans la permission de S. A. Electorale, le premier consul n'a pu voir sans la plus profonde douleur qu'un prince auquel il lui avait plu de faire éprouver les effets les plus signalés de son amitié avec la France pût donner asile à ses ennemis les plus cruels, et leur laissât ourdir tranquillement des conspirations aussi inouïes.

» En cette occasion si extraordinaire, le premier consul a cru devoir donner à deux petits détachemens l'ordre de se rendre à Offembourg et à Ettenheim, pour y saisir les instigateurs d'un crime qui, par sa nature, met hors du droit des gens ceux qui manifestement y ont pris part. C'est le général Caulaincourt qui, à cet égard, est chargé des ordres du premier consul. Vous ne pouvez pas douter qu'en les exécutant il n'observe tous les égards que S. A. peut désirer. Il aura l'honneur de remettre à Votre Excellence la lettre que je suis chargé de lui écrire.

» Recevez, monsieur le baron, l'assurance de ma haute estime.

» *Signé* CH.-M. TALLEYRAND. »

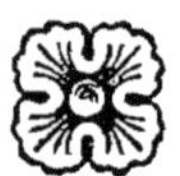

NOTE III.

Ordre du ministre de la guerre au général Ordener.

« Paris, le 20 ventôse an XII.

» En conséquence des dispositions du gouvernement qui met le général Ordener à celle du ministre de la guerre, il lui est ordonné de partir de Paris, en poste, aussitôt après la réception du présent ordre, pour se rendre le plus rapidement possible, et sans s'arrêter un instant, à Strasbourg. Il voyagera sous un autre nom que le sien. Arrivé à Strasbourg, il verra le général de la division. Le but de la mission est de se porter sur Ettenheim, de cerner la ville, d'y enlever le duc d'Enghien, Dumouriez, un colonel anglais et tout autre individu qui serait à leur suite. Le général commandant la 5e division, le maréchal-des-logis qui a été reconnaître Ettenheim, ainsi que le commissaire de police, lui donneront tous les renseignemens nécessaires.

» Le général Ordener donnera ordre de faire partir de Schelestadt trois cents hommes du 26e de dragons qui se rendront à Rhinau, où ils arriveront à huit heures du soir. Le commandant de la 5e division enverra quinze pontonniers à Rhinau, qui y arriveront également à huit heures du soir, et qui à cet effet partiront en poste sur les chevaux d'artillerie légère. Indépendamment du bac, il se sera assuré qu'il y ait là quatre ou cinq grands bateaux, de manière à pouvoir passer d'un seul voyage trois cents chevaux. Les troupes prendront du pain pour quatre jours, et se muniront d'une quantité de cartouches suffisantes. Le général de la division y joindra un capitaine, un lieutenant de gendarmerie et une trentaine de gendarmes. Dès que le général Ordener aura passé le Rhin, il se dirigera droit à Ettenheim, marchera droit à la maison du duc d'Enghien et à celle de Dumouriez. Après cette expédition terminée, il fera son retour sur Strasbourg. En passant à Lunéville, le général Ordener donnera ordre que l'officier de carabiniers qui aura commandé le dépôt à Ettenheim se rende à Strasbourg en poste, pour y attendre ses ordres. Le général Ordener, arrivé à Strasbourg, fera partir, bien secrètement, deux agens, soit civils, soit militaires, et s'entendra avec eux pour qu'ils viennent à sa rencontre. Le général Ordener est prévenu que le général Caulaincourt doit partir avec lui pour agir de son côté. Le général Ordener aura soin que la plus grande discipline règne, que les troupes n'exigent rien des habitans. S'il arrivait que le général Ordener ne pût pas remplir sa mission, et qu'il eût l'espoir, en séjournant trois ou quatre jours, et en faisant faire des patrouilles, de réussir, il est autorisé à le faire. Il fera connaître au bailli de la ville que s'il continue à donner asile aux ennemis de la France il s'attirera de grands malheurs. Il donnera ordre au commandant de Neuf-Brissach de faire passer cent hommes sur la rive droite du Rhin, avec deux pièces de canon. Les postes de Kelh, ainsi que ceux de la rive droite, seront évacués aussitôt que les deux détachemens auront fait leur retour.

Le général Ordener, le général Caulaincourt, le général commandant la 5e division tiendront conseil et feront les changemens qu'ils croiront convenables aux présentes dispositions, s'il arrivait qu'il n'y eût plus à Ettenheim, ni Dumouriez, ni le duc d'Enghien. Le général Ordener me rendra compte, par un courrier extraordinaire, de l'état des choses, et il attendra de nouveaux ordres. Le général Ordener requerra le commandant de la 5e division de faire arrêter le maître de poste de Kelh et les autres individus qui pourraient donner des renseignemens.

Je remets au général Ordener une somme de douze mille francs, pour lui et le général Caulaincourt. Vous demanderez au général commandant la 5e division militaire que, dans le temps où vous et le général Caulaincourt ferez votre expédition, il fasse passer trois cents hommes de cavalerie à Kelh, avec quatre pièces d'artillerie légère. Il enverra aussi un poste de cavalerie légère à Wilstadt, point intermédiaire entre les deux routes.

» *Signé* Alex. Berthier. »

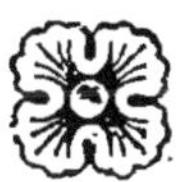

NOTE IV.

M. de Talleyrand pouvait croire dire la vérité : l'auteur de ce rapport avait été induit en erreur par la prononciation alsacienne d'un de ses agens, qui lui avait signalé le général Thumery comme un des conspirateurs d'Ettenheim.

Je citerai ici une pièce en harmonie avec ce que je viens d'énoncer, et curieuse à d'autres égards.

Note de M. le baron Massias, ancien chargé d'affaires de France près la Cour de Bade.

« J'étais chargé d'affaires à la cour de Bade, lorsque le duc d'Enghien fut arrêté à Ettenheim, village sur les bords du Rhin, à vingt lieues environ de Carlsruhe, et dans le ressort de ma légation. Cette arrestation eut lieu, sans que moi ni le ministre de Bade en eussions eu aucune communication préalable.

» Quelques jours avant cette catastrophe, des gendarmes, venus de Strasbourg, avaient rôdé dans le pays, étaient même entrés dans mes bureaux, faisaient des questions dont je ne pouvais alors deviner les motifs. Ils tenaient surtout à savoir de mon secrétaire si j'étais informé que le général Dumouriez eût paru à Ettenheim. Or, parmi les officiers de la maison du duc d'Enghien, en était un nommé Thumery. J'ignore si j'écris correctement l'orthographe de son nom; mais ce que je sais parfaitement, c'est qu'il se prononce en alsacien comme celui de Dumouriez. Aussi les journaux de Paris, *le Moniteur* lui-même, annoncèrent-ils que le général Dumouriez, avec tout son état-major, était à Ettenheim, près du prince.

» Dès que je sus qu'il avait été enlevé, et transféré dans la citadelle de Strasbourg, j'écrivis sans perdre un moment au ministre des relations extérieures, pour lui dire combien, durant son séjour dans l'électorat, séjour dont mes depêches l'avaient antérieurement avisé, la conduite de ce prince avait été mesurée et innocente. Ma lettre doit être aux Archives; c'est la seule dans laquelle j'aie jamais cité du latin. Pour donner plus de poids à ma pensée et plus de créance à mon assertion, j'avais emprunté ces mots de Tacite : *Nec beneficio, nec injuriâ cognitus* : ce qui, au reste, expliquait parfaitement ma position envers l'auguste personnage, que l'intérêt de la vérité me portait seul à défendre. Il fut victime des rapports de ceux qui exploitent les conspirations, et ce qu'on appelle si faussement et si odieusement la politique.

» Quelques jours après la catastrophe je reçus une lettre de M. de Talleyrand, qui me donnait l'ordre d'aller à Aix-la-Chapelle, où je trouverais l'empereur, auquel j'avais à rendre compte de ma conduite.

» En arrivant, j'allai trouver le général Lannes, avec qui j'avais fait la guerre d'Espagne et d'Italie, à l'amitié duquel je devais une place et toutes mes espérances. Il m'apprit que j'étais accusé d'avoir épousé la proche parente d'une intrigante dangereuse, et d'avoir favorisé la conspiration du duc d'Enghien. Il me connaissait si bien qu'il ne souffrit pas même que je lui donnasse des explications sur ma conduite, et qu'il me dit qu'avant de m'avoir vu il avait répondu de moi à l'empereur.

» Sorti de chez lui, je me rendis chez le ministre des relations extérieures, auquel je rappelai ce dont l'avait instruit ma correspondance; savoir : la vie simple, paisible, innocente du prince, et la non parenté de ma femme avec la baronne de Reich; fait dont il était assuré par un certificat bien en règle que je lui avais envoyé. Il me dit que tout s'arrangerait.

» Le jour de mon audience étant fixé, je fus introduit avec lui dans le cabinet de l'empereur.

» Il me fut d'abord facile de voir qu'il ne me considérait pas comme un conspirateur; je ne crus pas moins devoir me tenir sur mes gardes, connaissant son adresse, et l'intérêt qu'il avait à ce que je n'eusse point tout-à-fait raison.

» Il commença par me demander des nouvelles

du grand-duc et de sa famille; et, sans autre transition, après qu'il eut entendu ma réponse : — Comment, monsieur Massias, vous que j'ai traité avec bonté, avez-vous pu entrer dans les misérables intrigues des ennemis de la France?

» Je connaissais, comme je l'ai dit, son adresse et son habileté; je sentis que si j'entrais sans autres motifs dans ma justification, il profiterait de certaines circonstances pour en tirer des inductions sur lesquelles je n'aurais pas le moyen de donner des explications catégoriques. Je pris donc le parti de faire l'étonné, et comme si je ne comprenais pas ce qu'il voulait dire : — En vérité, s'écria-t-il avec un geste, et faisant un pas en arrière, on dirait qu'il ne sait ce dont je veux lui parler. Même étonnement, même signe d'ignorance de ma part.

» — Comment! ajouta-t-il vivement, mais sans colère, n'avez-vous pas épousé une proche parente d'une misérable intrigante, la baronne de Reich? —Sire, lui dis-je, monsieur que voilà (en lui montrant le ministre) a indignement trompé la religion de Votre Majesté. Il a su de moi que ma femme n'était point parente de la baronne de Reich, et je lui en avais antérieurement envoyé le certificat bien en règle. A ces mots, l'empereur recula en souriant, marcha à droite et à gauche dans son cabinet, toujours en nous regardant; puis, se rapprochant de moi, il me dit d'un ton radouci : — Vous avez cependant souffert des rassemblemens d'émigrés à Offembourg? — Sire, j'ai rendu fidèlement compte de tout ce qui se passait dans ma légation. Comment me serais-je avisé de persécuter quelques malheureux, tandis que, avec votre autorisation, ils passaient le Rhin par centaines et par milliers! Je ne faisais qu'entrer dans l'esprit de votre gouvernement. — Vous auriez pourtant dû empêcher les trames que le duc d'Enghien ourdissait à Ettenheim? — Sire, je suis trop avancé en âge pour apprendre à mentir; on a encore trompé sur ce point la religion de Votre Majesté. — Croyez-vous donc, dit-il en souriant, que si la conspiration de Georges et de Pichegru avait réussi, il n'aurait pas passé le Rhin et ne serait pas venu en poste à Paris? Je baissai la tête et me tus.

» Prenant alors un air dégagé, il me parla de Carlsruhe, de quelques objets peu intéressans, et me congédia.

» Le lendemain, il fit une distribution publique et solennelle de croix de la Légion-d'Honneur qu'il avait nouvellement instituée. D'après ses règlemens j'y avais droit, et comme chargé d'affaires et comme portant les épaulettes de colonel; il la distribua à tous mes collègues présens, et je fus le seul à qui il ne la donna pas. Le général Lannes, que je vis le soir, me dit que l'empereur avait été très content de mon courage et de ma probité, mais qu'il avait voulu punir mon manque de respect envers mon supérieur.

» Je revins à Carlsruhe. Un ou deux mois après mon retour, on me dit qu'un chambellan de Sa Majesté demandait à me parler; c'était M. le comte de Beaumont, qui me remit une lettre du grand-maréchal du palais, Duroc, dans laquelle il était dit que l'empereur devant bientôt envoyer à Carlsruhe sa fille adoptive, la princesse Stéphanie, épouse du grand-duc de

Bade, il la confiait à mes soins et à ma probité; que pour tout ce qui la concernait je ne devais point correspondre avec le ministre des relations extérieures, mais directement avec lui-même.

» Un an environ après l'arrivée de la princesse, l'empereur me nomma résident consul-général à Dantzick. J'occupais à peine depuis huit jours ce nouveau poste, que je reçus ma nomination à la place d'intendant de la ville avec de gros émolumens.

» A mon retour en France, où ma santé me força de revenir en congé, il me nomma baron, avec l'autorisation de créer un majorat.»

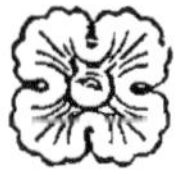

NOTE V.

Cette déclaration du duc d'Enghien se trouve tout-à-fait d'accord avec la lettre suivante adressée par le duc d'Enghien au prince de Condé :

« Ettenheim, ce 18 juillet 1803.

» Assurément, mon cher papa, il faut me connaître bien peu, pour avoir pu dire ou chercher à faire croire que j'avais mis le pied sur le territoire républicain, autrement qu'avec le rang et à la place où le hasard m'a fait naître. Je suis trop fier pour courber bassement ma tête; et le premier consul pourra peut-être venir à bout de me détruire, mais il ne me fera pas m'humilier. On peut prendre l'*incognito* pour voyager dans les glaciers de la Suisse, comme je l'ai fait l'an passé, n'ayant rien de mieux à faire; mais, pour en

France, quand j'en ferai le voyage, je n'aurai pas besoin de m'y cacher. Je puis donc vous donner ma parole d'honneur la plus sacrée que pareille idée ne m'est jamais entrée et ne m'entrera jamais dans la tête. Des méchans ont pu désirer, en vous racontant ces absurdités, me donner un tort de plus à vos yeux. Je suis accoutumé à de pareils services que l'on s'est toujours empressé de me rendre, et je suis trop heureux qu'ils soient enfin réduits à employer des calomnies aussi b-surdes.

» Je vous embrasse, cher papa, et vous prie de ne jamais douter de mon profond respect comme de ma tendresse.

« L.-A.-H. de Bourbon. »

Cette lettre authentique est entièrement en opposition avec celle dont M. le duc de Rovigo parle dans ses Mémoires, lettre dans laquelle le duc d'Enghien aurait offert ses services à Bonaparte, et lui aurait demandé le commandement d'une armée; lettre dans laquelle, suivant d'autres, le prince aurait même demandé au premier consul d'être un de ses aides-de-camp. — Absurde!...

Au reste, le duc d'Enghien aurait écrit au premier consul une lettre quelconque, si l'on en croit ces paroles de Napoléon extraites de l'*Écho de Sainte-Hélène* :

« A son arrivée à Strasbourg, le duc d'Enghien m'écrivit une lettre. Cette lettre fut remise à T., qui la garda jusques après l'exécution. »

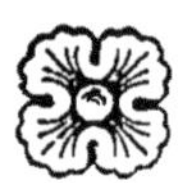

NOTE VI.

En octobre 1812 éclata la conspiration de Mallet. Deux des juges du duc d'Enghien jouèsrent un rôle bien différent dans cette circontance. Le général Hulin était gouverneur de Paris : Mallet se transporta d'abord chez lui pour l'arrêter ; le général Hulin fit résistance, et Mallet lui tira un coup de pistolet : la balle traversa la mâchoire du gouverneur de Paris.

Le colonel Rabbe était au nombre des conspirateurs; il fut condamné, ainsi que Mallet, Lahorie, Guidal, à être fusillé. Comme on les conduisait pour subir leur jugement à la plaine de Grenelle, un aide-de-camp arrive à toute bride, joint le cortége rue Saint-Dominique, fait descendre le colonel Rabbe du fiacre qui l'emmenait, et le conduit à l'Abbaye. La peine de mort fut commuée pour lui seul en vingt années d'emprisonnement, et le motif de cette grâce spéciale fut qu'il avait été un des juges du duc d'Enghien. L'opinion générale fut que M. le duc de Rovigo, alors ministre de la police générale, avait obtenu la grâce du colonel Rabbe.

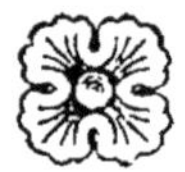

NOTE VII.

Voici le jugement tel qu'il a été rédigé après l'exécution :

Commission militaire spéciale formée dans la 1re division militaire, en vertu de l'arrêté du gouvernement, en date du 29 ventôse an XII de la république une et indivisible.

JUGEMENT.

Au nom du peuple français,

Cejourd'hui, 30 ventôse an XII de la république, la commission militaire spéciale formée dans la 1re division militaire, en vertu de l'arrêté du gouvernement en date du 29 ventôse an XII, composée d'après la loi du 19 fructidor an V, de sept membres, savoir :

Les citoyens

Hulin, général de brigade, commandant les grenadiers à pied de la garde, *Président ;*

Guitton, colonel, commandant le 1er régiment de cuirassiers ;

Bazancourt, colonel, commandant le 4e régiment d'infanterie légère ;

Ravier, colonel, commandant le 18e régiment d'infanterie de ligne ;

Barrois, colonel, commandant le 96e régiment d'infanterie de ligne ;

Rabbe, colonel, commandant le 2e régiment de la garde municipale de Paris ;

Dautancourt, major de la gendarmerie d'élite, faisant les fonctions de capitaine-rapporteur ;

Molin, capitaine au 18e régiment d'infanterie de ligne, greffier ; tous nommés par le général en chef Murat, gouverneur de Paris et commandant la 1re division militaire : lesquels président, membres, rapporteur et greffier ne sont ni parens, ni alliés entre eux, ni du prévenu au degré prohibé par la loi.

La commission, convoquée par l'ordre du général en chef, gouverneur de Paris, s'est réunie au château de Vincennes, dans le logement du commandant de place, à l'effet de juger le nommé Louis-Antoine-Henri de Bourbon, duc d'Enghien, né à Chantilly, le 2 août 1772, taille de 1 mètre 705 millimètres, cheveux et sourcils châtain clair, figure ovale, longue, bien faite, yeux gris tirant sur le brun, bouche moyenne, nez aquilin, menton un peu pointu, bien fait; accusé :

1° D'avoir porté les armes contre la république française;

2° D'avoir offert ses services au gouvernement anglais ennemi du peuple français;

3° D'avoir reçu et accrédité près de lui les agens dudit gouvernement anglais, de leur avoir procuré les moyens de pratiquer des intelligences en France, et d'avoir conspiré avec eux contre la sûreté intérieure et extérieure de l'Etat;

4° De s'être mis à la tête d'un rassemblement

d'émigrés français et autres soldés par l'Angleterre, formé sur les frontières de la France dans les pays de Fribourg et de Baden;

5° D'avoir pratiqué des intelligences dans la place de Strasbourg, tendantes à faire soulever les départemens circonvoisins, pour y opérer une diversion favorable à l'Angleterre;

6° D'être l'un des fauteurs et complices de la conspiration tramée par les Anglais contre la vie du premier consul, et devant, en cas de succès de cette conspiration, entrer en France.

La séance ayant été ouverte, le président a ordonné au rapporteur de donner lecture de toutes les pièces, tant celles à charge que celles à décharge.

Cette lecture terminée, le président a ordonné à la garde d'amener l'accusé; lequel a été introduit libre et sans fers devant la commission.

Interrogé de ses noms, prénoms, âge, lieu de naissance et domicile,

A répondu se nommer Louis-Antoine-Henri de Bourbon, duc d'Enghien, âgé de trente-deux ans, né à Chantilly près Paris, ayant quitté la France depuis le 16 juillet 1789.

Après avoir fait prêter interrogatoire à l'accusé par l'organe de son président sur tout le contenu de l'accusation dirigée contre lui; ouï le rapporteur en son rapport et ses conclusions, et l'accusé dans ses moyens de défense; après que celui-ci a eu déclaré n'avoir plus rien à ajouter pour sa justification, le président a demandé aux membres s'ils avaient quelques observations à faire; sur leur réponse négative, et avant d'aller aux opinions, il a ordonné à l'accusé de se retirer.

L'accusé a été reconduit à sa prison par son escorte, et le rapporteur, le greffier, ainsi que les citoyens assistans dans l'auditoire se sont retirés sur l'invitation du président.

La commission délibérant à huis-clos, le président a posé les questions ainsi qu'il suit :

Louis-Antoine-Henri de Bourbon, duc d'Enghien, accusé :

1° D'avoir porté les armes contre la république française, est-il coupable?

2° D'avoir offert ses services au gouvernement anglais, ennemi du peuple français, est-il coupable?

3° D'avoir reçu et accrédité près de lui des agens dudit gouvernement anglais, de leur avoir procuré des moyens de pratiquer des intelligences en France; d'avoir conspiré avec eux contre la sûreté extérieure et intérieure de l'Etat, est-il coupable?

4° De s'être mis à la tête d'un rassemblement d'émigrés français et autres, soldés par l'Angleterre, formé sur les frontières de France, dans les pays de Fribourg et de Baden, est-il coupable?

5° D'avoir pratiqué des intelligences dans la

place de Strasbourg, tendantes à faire soulever les départemens circonvoisins, pour y opérer une diversion favorable à l'Angleterre, est-il coupable?

6° D'être l'un des fauteurs et complices de la conspiration tramée par les Anglais contre la vie du premier consul, et devant, en cas de succès de cette conspiration, entrer en France, est-il coupable?

Les voix recueillies séparément sur chacune des questions ci-dessus, commençant par le moins ancien en grade, le président ayant émis son opinion le dernier,

La commission déclare le nommé Louis-Antoine-Henri de Bourbon, duc d'Enghien,

1° A l'unanimité, coupable d'avoir porté les armes contre la république française;

2° A l'unanimité, coupable d'avoir offert ses

services au gouvernement anglais, ennemi du peuple français;

3° A l'unanimité, coupable d'avoir reçu et accrédité près de lui des agens dudit gouvernement anglais; de leur avoir procuré des moyens de pratiquer des intelligences en France, et d'avoir conspiré avec eux contre la sûreté intérieure et extérieure de l'Etat;

4° A l'unanimité, coupable de s'être mis à la tête d'un rassemblement d'émigrés français et autres soldés par l'Angleterre, formé sur les frontières de la France dans les pays de Fribourg et de Baden;

5° A l'unanimité, coupable d'avoir pratiqué des intelligences dans la place de Strasbourg, tendantes à faire soulever les départemens circonvoisins, pour y opérer une diversion favorable à l'Angleterre;

6° A l'unanimité, coupable d'être l'un des fauteurs et complices de la conspiration tramée par les Anglais contre la vie du premier consul, et devant, en cas de succès de cette conspiration, entrer en France.

Sur ce, le président a posé la question relative à l'application de la peine. Les voix recueillies de nouveau dans la forme ci-dessus indiquée, la commission militaire spéciale condamne à l'unanimité à la peine de mort le nommé Louis-Antoine-Henri de Bourbon, duc d'Enghien, en réparation des crimes d'espionnage, de correspondance avec les ennemis de la république, d'attentat contre la sûreté intérieure et extérieure de l'État.

Ladite peine prononcée en conformité des article 2, titre IV, du Code militaire des délits et des peines, du 21 brumaire an V; 1er et 2e, 2e section du titre Ier, du Code pénal ordinaire, du 6 octoble 1791, ainsi conçus, savoir :

Art. 2 (du 21 brumaire an V). « Tout individu, quel que soit son état, qualité ou profession, convaincu d'espionnage pour l'ennemi, sera puni de la mort. »

Art. 1er (du 6 octobre 1791). « Tout complot ou attentat contre la république sera puni de mort. »

Art. 2 (*id.*). « Toute conspiration et complot tendant à troubler l'État par une guerre civile, en armant les citoyens les uns contre les autres ou contre l'exercice de l'autorité légitime, seront punis de mort. »

Enjoint au capitaine-rapporteur de lire de suite le présent jugement, en présence de la garde assemblée sous les armes, au condamné.

Ordonne qu'il en sera envoyé dans les délais prescrits par la loi, à la diligence du président et du rapporteur, une expédition tant au ministre de la guerre, au grand-juge ministre de la justice, et au général en chef gouverneur de Paris.

Fait, clos et jugé sans désemparer, les jour,

mois et an dits, en séance publique ; et les membres de la commission militaire spéciale ont signé avec le rapporteur et le greffier, la minute du jugement.

Signé, GUITTON, BAZANCOURT, RAVIER, BARROIS, RABBE, DAUTANCOURT, capitaine-rapporteur, MOLIN, capitaine-greffier, et HULIN, président.

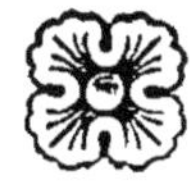

NOTE VIII.

Dans la *Biographie des Contemporains*, ouvrage imprimé à Bruxelles en 1818, et rédigé dans un esprit entièrement favorable au bonapartisme, on lit ce qui suit à l'article *Enghien* : « La nuit étant très obscure, on lui attacha une lanterne sur le cœur, afin de servir de » point de mire aux soldats. »

Suivant une autre relation, le duc d'Enghien aurait pris lui-même cette lanterne et l'aurait tenue d'une main ferme. (Dupin. *Discussion des actes de la commission militaire.*)

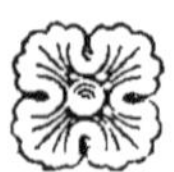

NOTE IX.

Cette lettre adressée à Bonaparte par Louis XVIII, en réponse à la proposition verbale que lui avait été faite de la part du premier consul de renoncer au trône de France, moyennant des indemnités pécuniaires, était ainsi conçue :

« Varsovie, 28 février 1803.

» Je ne confonds pas M. Bonaparte avec ceux qui l'ont précédé; j'estime sa valeur, ses talens militaires; je lui sais gré de plusieurs actes d'administration, car le bien que l'on fera à mon peuple me sera toujours cher. Mais il se trompe, s'il croit m'engager à transiger sur mes droits : loin de là, il les établirait lui-même, s'ils pouvaient être litigieux, par la démarche qu'il fait en ce moment.

» J'ignore quels sont les desseins de Dieu sur ma race et sur moi ; mais je connais les obligations qu'il m'a imposées par le rang où il lui a plu de me faire naître. Chrétien, je remplirai ces obligations jusqu'à mon dernier soupir : fils de saint Louis, je saurai, à son exemple, me respecter jusque dans les fers ; successeur de François Ier, je veux du moins pouvoir dire, comme lui : *Nous avons tout perdu, fors l'honneur.* »

Nous ajouterons à ces notes quelques pièces relatives au duc d'Enghien et à M. le prince de Talleyrand.

ACTES ET PIÈCES

CONCERNANT

L'EXHUMATION DU CORPS

DE MONSEIGNEUR

LE DUC D'ENGHIEN.

PROCÈS-VERBAL D'ENQUÊTE.

L'AN mil huit cent seize, le lundi dix-huit mars, nous Arnaud-Joseph de Laporte-Lalanne, conseiller d'État, chef du conseil de Son Altesse Sérénissime monseigneur le prince de Condé, membre de la Légion-d'Honneur;

Et Louis-Étienne-François Héricart-Ferrand de Thury, maître des requêtes, membre de la chambre des députés, colonel de la neuvième légion de la garde nationale, officier de la Légion-d'Honneur, inspecteur en chef du corps royal des mines,

Commissaires du roi, nommés, en vertu de ses ordres, par monseigneur le garde-des-sceaux, ministre de la justice, conformément à la lettre de Sa Majesté du quinze du présent mois (1), pour dresser les actes relatifs à l'exhumation et à la translation, dans une chapelle de dépôt établie dans le château de Vincennes, du corps de très haut et très puissant prince Louis-Antoine-Henri de Bourbon-Condé, duc d'Enghien, prince du sang, pair de France, né le 2 août 1772, fils de très haut et très puissant prince Louis-Henri-Joseph, duc de Bourbon, prince du sang, grand-maître en survivance, et de très haute et puissante princesse Louise-Marie-Thérèse-Bathilde d'Orléans,

Assistés de M. le chevalier de Contye, maréchal-de-camp, gentilhomme et aide-de-camp de Son Altesse Sérénissime monseigneur le prince de Condé,

(1) Voyez pièce justificative (A).

Et de M. le chevalier Jacques, colonel, aide-de-camp et secrétaire des commandemens de S. A. S. monseigneur le duc de Bourbon,

Lesquels nous ont été adjoints en vertu des ordres du roi dont monseigneur le garde-des-sceaux nous a donné communication :

Nous nous sommes transportés à Vincennes à l'effet d'y procéder à l'enquête ordonnée par Sa Majesté, pour constater l'authenticité du dépôt du corps de monseigneur le duc d'Enghien dans le lieu désigné comme étant celui de sa sépulture actuelle.

Étant arrivés au château de Vincennes le susdit jour, à onze heures du matin, nous y avons été reçus par M. le marquis de Puyvert, maréchal-de-camp, questeur de la chambre des députés et gouverneur dudit château,

Lequel nous a introduits dans une salle servant provisoirement de salle du conseil.

Nous y avons trouvé réunis M. le comte Armand de Beaumont, colonel, lieutenant de roi du château ;

M. le comte de Baschi du Cayla, pair de

France, lieutenant-général des armées du roi, premier gentilhomme de la chambre de S. A. S. monseigneur le prince de Condé;

M. le vidame de Vassé, lieutenant-général des armées du roi, premier écuyer de S. A. S. monseigneur le prince de Condé, et ci-devant premier gentilhomme de la chambre de monseigneur le duc d'Enghien, son adjudant-général;

M. le comte de Rully, pair de France, lieutenant-général des armées du roi, premier gentilhomme de la chambre de S. A. S. monseigneur le duc de Bourbon.

En présence desquels nous avons procédé à ladite enquête ainsi qu'il suit :

Ont comparu les témoins ci-après dénommés, savoir :

Premièrement, le sieur Blancpain (Jean-Baptiste), brigadier de gendarmerie en retraite, demeurant à Paris, rue des Francs-Bourgeois, n° 12, lequel, après serment de dire vérité, a déposé ainsi qu'il suit :

Ayant reçu, le vingt mars mil huit cent quatre, du général Savary, à la caserne des Célestins, rue du Petit-Musc, près l'Arsenal, l'ordre d'aller à Vincennes avec la gendarmerie d'élite dans laquelle il servait, il s'y rendit aussitôt.

Arrivé au château de Vincennes avec ce détachement, il y fut sur-le-champ établi surveillant d'un prisonnier de haute importance qu'il a su depuis être monseigneur le duc d'Enghien, et en sa qualité de surveillant il fut placé au haut de l'escalier de son logement.

Il l'a accompagné à deux reprises au pavillon dit de la Porte-du-Bois, dans lequel se tenait le conseil de guerre.

Après le jugement rendu par ledit conseil de guerre, le général Savary l'a placé dans le fossé sous le pont de la Porte-du-Bois, à cinquante pas environ du pavillon de la Reine, au pied duquel s'est faite l'exécution.

Il en a été témoin de ladite place, sans pouvoir cependant distinguer bien précisément ce qui se passait; si ce n'est qu'il a entendu, à deux ou trois reprises, le général Savary, qui se tenait en haut, sur le bord extérieur du fossé, et vis-à-vis, ordonner de commander le feu. Il n'y avait d'autre lumière dans le fossé que celle d'une lanterne éclairée de plusieurs chandelles, et placée à quelque distance.

Aussitôt après que le prince fut tombé, il a vu les gendarmes s'approcher de son corps et l'emporter tout habillé pour le déposer dans une fosse préparée derrière un mur de cinq à six pieds de hauteur environ, et distant de trois pas du lieu de l'exécution, lequel servait de dépôt de décombres. La fosse fut fermée sur-le-champ.

Le prince était vêtu d'un pantalon gris, bottes à la hussarde, cravate blanche, ayant sur la tête une casquette à double galon d'or, laquelle, à ce qu'il a entendu dire, fut immédiatement jetée dans la fosse. Le prince portait deux montres, dont l'une seulement lui fut enlevée par un gendarme, l'autre est restée sur sa personne, ainsi que les bagues qu'il avait aux doigts, et dont une portait un brillant.

Enfin, sur le bord extérieur du fossé, avec le général Savary, se trouvaient plusieurs officiers-généraux, parmi lesquels il a reconnu le général

Caulaincourt, écuyer de Buonaparte, qu'il avait vu descendre de voiture dans la cour (1).

N'ayant rien autre à déclarer, a signé avec nous, témoin, après lecture faite. *Signé* Blancpain, Laporte-Lalanne, le vicomte Héricart-Ferrand de Thury.

Secondement, le sieur Bonnelet (Louis-François), âgé de soixante ans, manœuvrier, demeurant à Vincennes, rue de la Pissote, n° 107, lequel, après serment de dire vérité, a déclaré :

Que le jour même où monseigneur le duc d'Enghien est arrivé au château de Vincennes, le commandant du château, M. Harel, lui donna à lui, Bonnelet, vers les trois heures après-midi, l'ordre de creuser une fosse pour y retirer des décombres et immondices formées par un mur de quatre à cinq pieds de haut, au bas du pavillon de la Reine; qu'il y avait travaillé depuis trois heures après-midi jusqu'à la fin du jour, et

(1) Ce fait est inexact en ce qui touche M. de Caulaincourt. Il est prouvé par la déclaration unanime de quatre témoins dignes de foi, que M. de Caulaincourt était à Lunéville le même jour où le gendarme croit l'avoir vu à Vincennes.

qu'il y avait fait une fosse de deux pieds et demi de profondeur, sur trois de largeur et cinq à six de longueur;

Que le lendemain l'entrée du fossé lui ayant été interdite, ce n'est que le surlendemain qu'il a pu aller voir la fosse qu'il avait faite, qu'il l'a trouvée comblée et la terre relevée par-dessus en forme de sépulture;

Que pendant un certain temps, mais dont il ne peut déterminer la durée, il y a eu une sentinelle placée vis-à-vis en haut, sur le bord extérieur du fossé, et qu'elle ne permettait pas d'approcher pour regarder dans le fossé.

Enfin, que, dès le lendemain, tout le monde disait, dans Vincennes, que monseigneur le duc d'Enghien avait été fusillé et enterré dans les fossés du château.

Ce qui est tout ce que le témoin a dit savoir; et ayant déclaré ne savoir signer, il a apposé sa croix que nous avons certifiée. Ici est la croix du sieur Bonnelet. *Signé* Laporte-Lalanne, le vicomte Héricart-Ferrand de Thury.

Troisièmement, M. Godard (Guillaume-Auguste), employé aux octrois, et demeurant à Vincennes, rue de la Charité, n° 181, âgé de quarante-trois ans, lequel, après serment de dire vérité, nous a déclaré :

Qu'au mois de mars 1804 il était canonnier au sixième régiment d'artillerie, et employé comme artificier au château, sous les ordres du sieur Germain, garde d'artillerie ;

Que ledit sieur Germain se trouvant, le 20 mars, indisposé, M. Harel, commandant, qui avait d'abord été chez le garde d'artillerie, fut le trouver lui, Godard, et lui donna l'ordre de délivrer trois pelles et trois pioches que des gendarmes vinrent eux-mêmes chercher au magasin, en présence de M. Harel ;

Qu'ensuite, sur l'ordre qu'il en reçut dudit Harel, il se transporta chez ce commandant, dont l'épouse lui demanda de lui apporter deux bouteilles d'eau-de-vie, parce qu'elle n'en avait point, et que *ces Messieurs* pourraient en avoir besoin ;

Que tout le monde, dans le château, était

consigné, et que lui seul, Godard, en sa qualité, avait permission d'y circuler;

Qu'il savait qu'il était entré au château un prisonnier de distinction, arrivé dans une voiture à six chevaux, à l'entrée de la nuit, et qui avait une casquette à double galon d'or, lorsqu'il était descendu de voiture, lui présent;

Qu'il était persuadé, en fournissant les outils, qu'ils étaient destinés à répandre un grand tas de fumier nouvellement jeté dans le fossé par la troisième arcade de la cour, et s'élevant au-dessous de manière à pouvoir favoriser l'évasion du prisonnier;

Qu'après avoir porté à la dame Harel les deux bouteilles d'eau-de-vie qu'elle avait demandées, il fut se coucher vers les minuit et demi;

Que le lendemain il alla chez le commandant redemander les pelles et les pioches qu'il avait délivrées aux gendarmes, et qu'il devait rétablir au magasin;

Que le commandant lui ayant dit qu'il pouvait les aller chercher dans le fossé, il y était descendu, et qu'ayant demandé à un homme qui travaillait s'il savait où elles pouvaient être, cet homme lui répondit qu'elles étaient au pied du pavillon de la Reine;

Qu'en approchant au pied d'un petit mur alors existant, il aperçut à terre une espèce de calotte de maroquin vert, près d'un pommier (depuis arraché), et qu'ayant, dès le matin, entendu dire que monseigneur le duc d'Enghien était le prisonnier qu'il avait vu la veille, lequel avait été fusillé pendant la nuit, et enterré dans le fossé, la vue de cette calotte lui causa une émotion qui lui permit à peine d'y arrêter plus long-temps les yeux;

Qu'il se pressa d'entrer dans l'enceinte au pied du pavillon, et d'y ramasser ses pelles et ses pioches qui étaient jetées çà et là sur une fosse nouvellement faite, et présentant une élévation d'un pied au-dessus de terre, dans la forme d'une sépulture.

Et a signé avec nous le comparant la présente déclaration, après lecture faite. *Signé* Godard, Laporte-Lalanne, le vicomte Héricart-Ferrand de Thury.

Fait au château de Vincennes, à quatre heures de l'après-midi, le lundi 18 mars 1816.

Signé Laporte-Lalanne, le vicomte Héricart-Ferrand de Thury, le chevalier de Contye, le chevalier Jacques, le comte de Baschi du Cayla, le vidame de Vassé, le vicomte de Rully, le général marquis de Puyvert, le comte Armand de Beaumont.

Le vingt mars mil huit cent seize, nous, commissaires du roi, nous sommes de nouveau transportés au château de Vincennes pour y continuer l'enquête par nous commencée le dix-huit du présent mois, à l'effet de constater le lieu où monseigneur le duc d'Enghien a été inhumé.

Entrés à onze heures dans la salle du conseil, nous y avons trouvé les personnes présentes à notre procès-verbal d'enquête du dix-huit, et en outre :

M. le comte de Pradel, directeur général de la maison du roi, ayant par *interim* le portefeuille du ministre de la maison de S. M.;

M. le marquis Aymer de la Chevalerie, maréchal-de-camp, aide-de-camp de S. A. S. monseigneur le prince de Condé;

M. le chevalier de Jaubert, écuyer de S. A. S. madame la duchesse de Bourbon;

M. de Jalabert, vicaire-général du diocèse de Paris, le siége vacant;

M. Guérin, chevalier de Saint-Michel, médecin de S. A. R. monseigneur le duc de Berri, et de S. A. S. monseigneur le prince de Condé;

M. de Bonnie, ancien chirurgien de l'hôpital des gardes-françaises, et chirurgien de S. A. S. monseigneur le prince de Condé;

M. le comte de Béthisy, maréchal-de-camp des armées du roi, commandant la troisième brigade d'infanterie de la garde royale, membre de la chambre des députés;

M. de Saint-Félix, membre de la Légion-d'Honneur, premier aide des cérémonies de France;

M. le vicomte Charles de Geslin, second aide des cérémonies, chevalier de Saint-Louis, lieutenant-colonel de cavalerie;

M. Héricart de Montplaisir, docteur en médecine de la faculté de Paris, nommé commissaire du roi;

M. Delacroix, chirurgien honoraire de S. A. S. monseigneur le prince de Condé, nommé commissaire du roi;

M. de Champfort, maire de la commune de Vincennes;

M. le marquis de Courtemanche, maréchal-de-camp, ci-devant premier aide-de-camp de monseigneur le duc d'Enghien;

M. le comte de Chaillon de Jonville, colonel, aide-de-camp de M. le duc d'Enghien;

En présence desquels nous avons procédé à la continuation de l'enquête ainsi qu'il suit :

Nous avons fait comparaître madame Bon (Madeleine), ancienne religieuse, demeurant à Paris, rue Picpus, n° 31, chez M. Rochette, opticien, laquelle, après serment de dire vérité, a dit :

Qu'étant, à l'époque du mois de mars 1804, maîtresse de pension à Vincennes, elle avait, entre autres élèves, les filles de madame Harel, qui venaient prendre des leçons chez elle comme externes.

Que, le 20 mars, les ayant ramenées à leur mère, sur les cinq heures après-midi, elle vit arriver dans la cour du château une voiture à six chevaux, et en descendre un homme, d'une figure et d'une taille distinguées, qui fut reçu par le sieur Bourdon, employé au château, et par le sieur Harel, commandant.

Qu'étant montée chez la dame Harel, elle y apprit, de la bouche même du commandant, que ce personnage était vraisemblablement un prince que le sieur Harel paraissait ne pas connaître; qu'elle ne put en savoir davantage, étant sortie sur les six heures de chez madame Harel qu'elle laissa dans une douleur profonde;

Que le lendemain on lui dit que le personnage qu'elle avait vu la veille était monseigneur le duc d'Enghien, lequel avait été fusillé dans la nuit, et enterré sur-le-champ dans les fossés; qu'on lui en montra même la place, dans une enceinte au pied du pavillon de la Reine, formée par le petit mur de quatre à cinq pieds de hauteur; et a signé après lecture faite.

Signé Bon, Laporte-Lalanne, et vicomte Héricart-Ferrand de Thury.

La déclaration de la dame Bon ayant achevé de confirmer les indications qui nous avaient été données sur le lieu où M. le duc d'Enghien avait été inhumé, nous avons cru devoir nous abstenir d'en recevoir d'autres.

Et vers l'heure de midi, M. le comte Anglès, ministre d'État, préfet de police, désigné par S. M. pour légaliser l'exhumation par sa présence, étant arrivé et s'étant réuni à nous, nous sommes descendus dans les fossés, accompagnés des personnes ci-dessus dénommées, auxquelles s'étaient joints madame Bon, le sieur Godard et le nommé Bonnelet. Ces deux derniers nous ont conduits à la place qu'ils nous avaient indiquée dans leurs déclarations, au pied du pavillon de la Reine, et Bonnelet s'est mis au nombre des travailleurs.

Nous avons cru devoir, pour plus de sûreté, faire découvrir le terrain dans une étendue de dix pieds, sur douze environ; et au bout d'une heure et demie de travail, la fouille étant à peu près à quatre pieds de profondeur, on a découvert le pied d'une botte, et dès ce moment nous avons été assurés du succès de nos recherches.

MM. Héricart de Montplaisir, Delacroix, Guérin et Bonnie sont descendus dans la fosse, et ont pris personnellement la direction des travaux, qui ont été continués avec les plus grandes précautions. Le résultat a été constaté par le rapport qu'ils en ont dressé, et qui sera annexé au présent (1).

Les personnes les moins exercées pourront se convaincre, par la lecture de ce rapport, qu'il ne nous est rien échappé des restes précieux que nous avions à recueillir.

Nous en sommes particulièrement redevables au zèle religieux que MM. les médecins ont mis non seulement à diriger les travailleurs, mais à les remplacer eux-mêmes.

Après s'être assurés de la direction dans

(1) Voyez pièce justificative (B).

laquelle le corps était posé, ils se sont occupés de retirer, avec les plus grands ménagemens et par parcelles, la terre qui le recouvrait.

C'est ainsi qu'ils sont parvenus successivement à découvrir :

1° Une chaîne d'or avec son anneau, que M. le chevalier Jacques a reconnue pour être celle que le prince portait habituellement, et qui, en effet, a été trouvée près de ses vertèbres cervicales. Cette chaîne et les petites clefs de fer qui accompagnent le cachet d'argent mentionné ci-dessous, nous avaient été annoncés d'avance par M. le chevalier Jacques, le fidèle compagnon d'armes de monseigneur le duc d'Enghien, qui s'est enfermé avec lui dans la citadelle de Strasbourg, et ne s'en est séparé que lorsque le prince a été emmené à Paris, parce parce qu'il ne lui a pas été permis de le suivre;

2° Une boucle d'oreille; l'autre n'a pas été retrouvée;

3° Un cachet d'argent aux armes de Condé, encastré dans une aggrégation ferrugineuse fortement oxidée, et où nous avons reconnu une petite clef de fer ou d'acier.

4° Une bourse de maroquin à soufflet contenant onze pièces d'or et cinq pièces d'argent ou cuivre ;

5° Soixante-dix pièces d'or, ducats, florins et autres, faisant vraisemblablement partie de celles qui lui avaient été remises par M. le chevalier Jacques au moment de leur séparation, renfermés dans des rouleaux cachetés en cire rouge dont nous avons trouvé quelques fragmens.

Tous ces objets inventoriés par nous et par M. le comte Anglès, ont été mis à part, et nous sommes restés chargés de ce précieux dépôt.

On a recueilli également des débris de vêtemens, parmi lesquels se trouvent les deux pieds de bottes, et des morceaux de la casquette portant encore l'empreinte d'une balle qui les avait traversés. Ces débris, ainsi que la terre recueillie autour du corps, ont été réunis aux ossemens, et placés dans un cercueil de plomb.

Cette opération terminée, nous sommes remontés au château, le corps porté par des sous-officiers de la garde royale, escorté d'une garde d'honneur, et suivi d'un grand concours de militaires de tous grades de la garnison du château, et d'autres personnes qui avaient été témoins de l'exhumation.

Le cercueil a été déposé dans une salle provisoirement préparée pour le recevoir, en attendant le jour de demain, où il sera transporté dans la chapelle de dépôt qui lui est destinée.

Le cercueil a été recouvert, soudé par les plombiers, et renfermé dans une caisse de bois avec cette inscription sur une plaque de cuivre :

« Ici est le corps de très haut et très puissant » prince Louis-Antoine-Henri de Bourbon-Condé, » duc d'Enghien, prince du sang, pair de France, » mort à Vincennes, le 21 mars 1804, âgé de » 31 ans 9 mois 19 jours. »

M. le chapelain du château a fait entourer le cercueil de cierges, et, assisté d'un autre ecclésiastique, il est resté pour réciter les prières de l'Église.

M. le marquis de Puyvert a fait placer une

garde à la porte de la salle, ainsi que dans les fossés à l'endroit où la fouille a été faite.

Fait au château de Vincennes, le mercredi vingt mars mil huit cent seize. *Signé :* Laporte-Lalanne, le vicomte Héricart-Ferrand de Thury, le chevalier de Contye, le chevalier Jacques, le comte Anglès, le marquis Aymer de la Chevalerie, le comte Armand de Beaumont, le comte de Baschi du Cayla, le vidame de Vassé, le comte de Pradel, le vicomte de Rully, Saint-Félix, Bonnie, Guérin, Jalabert, vicaire-général, Charles de Geslin, le général comte Charles de Béthisy, le marquis de Courtemanche, Héricart de Montplaisir, Delacroix, le chevalier Jaubert, Champfort, Roger, curé de Vincennes, l'abbé Rougier, chapelain, le général marquis de Puyvert, le comte Chaillon de Jonville.

Le jeudi 21 mars 1816, nous, commissaires du Roi, nous étant transportés au château de Vincennes, y avons trouvé rassemblées toutes les personnes dénommées dans les actes précédens.

» A onze heures du matin, le clergé étant survenu, nous nous sommes tous rendus à l'endroit où le corps de monseigneur le duc d'Enghien avait été provisoirement déposé hier.

La levée du corps s'est faite avec les cérémonies d'usage; et de suite nous nous sommes mis en marche, précédés du clergé, pour nous rendre au pavillon de la Porte-du-Bois, où était dressée la chapelle de dépôt, le cercueil porté par des sous-officiers des différens corps de la garde, et accompagné des *honneurs*, que portaient les anciens officiers de la maison de monseigneur le duc d'Enghien, savoir : M. le vidame de Vassé, son ancien adjudant-général, la couronne; M. le marquis de Courtemanche, son premier aide-de-camp, le collier de l'Ordre du Saint-Esprit; et M. le comte de Chaillon de Jonville, aide-de-camp du prince, l'épée.

Toute la garnison était sous les armes, et rendait avec un respect religieux les honneurs militaires aux derniers restes d'un prince qui, malgré les malheurs des temps, a laissé de profonds souvenirs dans les cœurs de tous les soldats français.

Au pied du pavillon, M. le marquis de Puyvert a fait faire halte, et, se tournant vers la troupe qui servait d'escorte, a dit :

« Soldats, cette pompe funèbre nous rappelle » des souvenirs déchirans, mais bien chers à des » cœurs français. Voilà tout ce qui nous reste d'un » prince si brave, digne rejeton d'une race fé- » conde en héros. Ses premiers exploits nous » promettaient encore un grand Condé. Leur » éclat alarma l'insatiable ambition de ce tyran » qui ravagea la France pour désoler l'Europe. Il » fit de sa mort le gage sanglant d'une union ré- » gicide, et son atroce perfidie l'immola au pied » de cet antique donjon, où le plus illustre de » ses aïeux fonda le berceau de notre monarchie.

» Honorons sa mémoire par des regrets éter- » nels, par un dévouement sans bornes à son au- » guste race; et, pour lui rendre un dernier hom- » mage digne de son cœur, jurons à ses mânes de » vivre et de mourir comme lui, fidèles à nos » sermens, fidèles à nos Rois légitimes. *Vive le*

» *Roi! vivent à jamais les enfans de saint Louis!*
» *gloire aux Condés!* »

Ce discours, prononcé avec le sentiment qui l'avait inspiré, a excité le plus vif enthousiasme; les soldats versaient des larmes, et l'impression produite par le discours de M. le gouverneur sur ceux qui avaient été à portée de l'entendre, s'étant communiquée de proche en proche aux plus éloignés, toutes les cours du château ont retenti des cris de *vive le Roi!* C'est ainsi que, toutes les fois que l'occasion s'en est présentée, nous avons pu reconnaître le bon esprit de la garnison de Vincennes, et les sentimens de loyauté et de dévouement à son roi dont elle est animée.

C'est dans la salle même où s'est tenu le conseil de guerre, la nuit du 20 au 21 mars, que l'on a cru devoir établir la chapelle de dépôt. C'est là que les restes précieux du prince sont conservés à la vénération de ses anciens compagnons d'armes, et des âmes pieuses qui viendront y offrir des prières d'expiation.

Nous les y avons déposés en attendant que l'ancienne Sainte-Chapelle, fondée par saint Louis, et encore existante dans la cour du château, puisse les recevoir, conformément aux intentions du roi.

M. l'abbé Rougier, chapelain du château, à qui la garde en a été confiée, y est resté pour célébrer le saint sacrifice, tandis que nous nous rendions à l'église paroissiale, où, par les ordres de M. le grand-maître des cérémonies, un service solennel avait été préparé.

La messe a été célébrée par M. Duchilleau, ancien évêque de Châlons-sur-Saône, au milieu d'un concours tel que l'église n'a pu contenir que la moindre partie des personnes qui auraient voulu ou dû y entrer.

M. Roger, curé de Vincennes, qui, pendant son émigration, a été à portée d'acquérir une connaissance personnelle des traits de bonté et de magnanimité dont se composait toute la vie de monseigneur le duc d'Enghien, s'est particulièrement attaché à les retracer; et ces traits, qui rappelaient à un grand nombre de ses auditeurs des souvenirs douloureux et chers, ont été accueillis par eux comme le plus pur et le plus digne hommage qui pût être rendu à la mémoire d'un héros, l'objet de leurs inconsolables regrets.

» Après la cérémonie, nos fonctions étant terminées, nous sommes rentrés au château, dans la salle du conseil, et nous y avons clos le procès-verbal de nos opérations en présence des personnes nommées pour y concourir, et qui ont signé avec nous.

» Fait à Vincennes, le jeudi vingt-un mars mil huit cent seize, à trois heures après-midi.

(*Suivent les signatures.*)

» Pour copie conforme :

» *Les commissaires du roi,*

» Laporte-Lalanne, le vicomte Héricart-Ferrand de Thury, le chevalier de Contye, le chevalier Jacques.

PIÈCES JUSTIFICATIVES.

A.

« Mons le garde-de-sceaux, nous avons ro-donné que le corps de feu notre cousin et cher parent le duc d'Enghien, enterré près du château de Vincennes, sera exhumé et transféré dans une chapelle qui sera érigée dans ledit château. Notre intention est que cette exhumation soit constatée par une enquête faite avec les solennités qui conviennent à cette triste circonstance. Vous en chargerez un conseiller d'Etat et un maître des requêtes, qui y assisteront de notre part, et rédigeront les actes relatifs à l'exhumation et dépôt du corps. Leur présence sera un témoignage de l'affection que nous portions à notredit cousin le duc d'Enghien, de la profonde douleur que nous avons ressentie à l'occasion de la mort de ce jeune prince, ainsi que des consolations que nous voudrions donner à ses illustres parens; après le crime détestable qui les a privés de leur plus chère espérance.

» Et la présente n'étant à autre fin, je prie Dieu qu'il vous ait, mons le garde-des-sceaux, en sa sainte et digne garde.

» Fait à Paris, le 15e jour de mars de l'an de grâce 1816, et de notre règne le 21e.

Signé LOUIS.

» Par le roi.

» *Le garde-des-sceaux, ministre secrétaire-d'état,*

Signé BARBÉ-MARBOIS.

B.

Procès-verbal de MM. les médecins et chirurgiens, commissaires du roi pour l'exhumation du corps de monseigneur le duc d'Enghien.

« Nous soussigné, Héricart de Montplaisir, docteur en médecine de la faculté de Paris, et Delacroix, chirurgien honoraire de S. A. S. monseigneur le prince de Condé,

» Nommés par le roi, et assistés de M. Guérin, médecin de S. A. R. monseigneur le duc de Berri et de S. A. S. monseigneur le prince de Condé, et de M. Bonnie, chirurgien de S. A. S. monseigneur le prince de Condé,

» Certifions qu'étant descendus dans la fouille, nous avons constaté que le premier objet qui avait été aperçu était un pied de botte contenant des ossemens que nous avons reconnus être ceux du pied droit, et que nous avons recueillis.

» Ayant ensuite découvert dans leur tiers inférieur les os de la jambe à laquelle appartenait ce pied, leur position nous a fait présumer quelle pouvait être la situation du corps.

» En continuant nos travaux, nous avons mis à découvert le coude du bras gauche; ce qui nous a fourni un indice de plus sur la direction du corps, et nous avons jugé, d'après l'élévation plus grande des pieds, que le corps et la tête devaient être plus profondément placés.

» Nous avons alors fait creuser, sur l'un des côtés, dans la direction du corps, de manière à le pouvoir découvrir ensuite, au-devant de nous, partie par partie.

» Nous avons d'abord procédé à la recherche de la tête, que nous avons trouvée brisée.

» Parmi les fragmens, la mâchoire supérieure, entièrement séparée des os de la face, était garnie de douze dents.

» La mâchoire inférieure, fracturée dans sa partie moyenne, était partagée en deux, et ne présentait plus que trois dents.

» Dans la terre qui avoisinait les os du crâne, nous avons trouvé des cheveux.

» Nous avons acquis la certitude que le corps était à plat sur le ventre, la tête plus basse que les pieds.

» Nous avons ensuite découvert et enlevé successivement les vertèbres du cou, avec une chaîne d'or, l'omoplate gauche, le bras et la main gauches.

» Le reste de la colonne vertébrale, l'omoplate droite, les côtes, le bras droit et la main alongés parallèlement au corps, sous lequel, et parmi des lambeaux de vêtement, on a trouvé des pièces d'or et une bourse de maroquin;

» Le bassin, dont l'os de la hanche gauche présentait, au-dessus de la cavité qui reçoit l'os de la cuisse, une fracture avec une échancrure circulaire;

» Les os de la cuisse, de la jambe et du pied du côté gauche, parfaitement en rapport entre eux, mais la cuisse écartée en dehors, et la jambe fléchie en dedans sur la cuisse;

» Enfin, les os de la cuisse et de la jambe du côté droit.

» Tous ces ossemens étaient complètement

privés de parties molles, et généralement bien conservés.

» A mesure que nous les avons recueillis, nous les avons présentés à MM. les commissaires du roi, et ils ont été déposés, avec les terres environnantes, dans un cercueil de plomb, qui a été soudé en notre présence.

» Fait au château de Vincennes, le mercredi 20 mars 1816.

» *Signé* Héricart de Montplaisir, Delacroix, Guérin, Bonnie; le ministre d'état préfet de police, comte Anglès; Laporte Lalanne, le vicomte Héricart-Ferrand de Thury, le chevalier de Contye, le chevalier Jacques. »

« Il avait été fait une enquête le 18 mars (deux jours avant l'exhumation), pour constater le lieu où le corps de monseigneur le duc d'Enghien avait été enterré.

» Les témoins entendus dans cette enquête ont unanimement déposé :

» 1° Que monseigneur le duc d'Enghien était arrivé au château de Vincennes le 20 mars, entre cinq et six heures de l'après-midi;

» 2° Qu'il avait été reçu, à la descente de voiture, par le sieur Harel, commandant du château, et conduit dans une chambre où il avait été gardé à vue;

» 3° Que, dans la nuit suivante, il avait été traduit devant un conseil de guerre qui s'était tenu au pavillon de la Porte-du-Bois, jugé, et, immédiatement après, conduit dans les fossés, où il avait été fusillé par un détachement de la gendarmerie d'élite;

» 4° Que les gendarmes employés à l'exécution l'avaient sur-le-champ enterré tout habillé, dans une fosse préparée d'avance, à trois pas de là, derrière un mur, servant à enclore un dépôt de décombres.

» Deux des témoins ne s'étaient pas contentés de désigner le lieu dans leurs déclarations, en spécifiant que c'était *à l'angle et au pied du pa-*

villon de la Reine; ils avaient conduit les commissaires du roi sur la place même où ils avaient vu, le lendemain de l'exécution, la fosse recouverte; et leur indication s'est trouvée tellement exacte, que l'endroit où le corps du prince a été découvert, à quatre pieds de profondeur, était à peine distant de deux ou trois pieds de la place désignée. »

LETTRE DE MIRABEAU

A M. LE COMTE D'ANTRAIGUES.

« Il y a dix jours que je demande dix fois dans chaque journée, à vous voir, comment vous voir, où vous voir. Serait-il possible que j'eusse perdu votre amitié, et cela au moment et après vous avoir dû d'échapper à mes persécuteurs, après vous avoir dû les consolations de mon exil et sa fin? J'arrive le cœur plein des sentimens que je vous dois, empressé de vous témoigner toute ma reconnaissance. Si je vous ai perdu, je ne puis m'en prendre qu'à ma destinée, puisque je n'eus jamais de droits sur vous que par l'élévation de votre esprit, la hauteur de votre âme, la sensibilité de votre cœur. Votre petit billet, digne de l'élève de Jean-Jacques, a versé du baume dans mon cœur meurtri; je ne lui reproche que sa brièveté. Ma position assombrie par l'infâme conduite de l'abbé de Périgord est devenue intolérable. Je vous envoie, sous cachet volant, la lettre que je lui écris ; jugez-la et envoyez-la-lui. Je répète : envoyez-la-lui, car j'aime à penser que cet homme vous est inconnu, et je suis bien sûr au moins qu'il devrait l'être à tout homme de votre trempe. Mais l'histoire de mes malheurs m'a jeté entre ses mains, et il me faut encore user de ménagemens avec cet homme vil, avide, bas et intrigant : c'est de la boue et de l'argent qu'il lui faut. Pour de l'argent il a vendu son honneur et son ami ; pour de l'argent il vendrait son âme, et il aurait raison, car il troquerait son fumier contre de l'or.

» Adieu, cher comte ; je suis malheureux, mais vous ne m'abandonnerez pas, j'en ai le gage dans les services que vous m'avez rendus. Vous ne me les retirerez pas, car on s'attache au bien qu'on a fait.

» Paris, rue Sainte-Anne, hôtel de Gênes,
» 28 avril 1787.

» *Signé*, LE COMTE DE MIRABEAU. »

Cette lettre se trouve à la note 7 de l'adresse à l'Ordre de la noblesse de France, par Emmanuel-Louis-Henri-Alexandre de Launay, comte d'Antraigues. Paris, chez Senneville, Cuchet, Guerbart et Crapart, 1792.

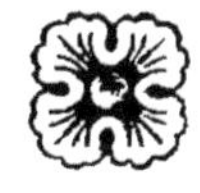

LETTRE

ADRESSÉE, EN 1830, PAR UN ANGLAIS AU RÉDACTEUR DE LA CHRONIQUE NATIONALE.

—

« La nomination de M. de Talleyrand comme ambassadeur extraordinaire produira parmi nous une sensation non moins pénible qu'en France. Là, il sera plus mal accueilli qu'il n'a été traité ici. Tous les écrivains périodiques qui ont quelque influence sur l'opinion sont d'accord pour rappeler successivement tout le scandale de sa longue carrière politique. L'un d'eux, qui depuis plusieurs années avait quitté l'arène de la politique, va y rentrer de nouveau tout exprès pour dévoiler des turpitudes dont il a été témoin, soit en France, soit à l'étranger. M. de Talleyrand, qui l'avait livré dans un temps à ses bourreaux, ne trouvera pas à Londres d'ennemi plus acharné et plus capable de soulever tous les partis contre lui.

» A sa réception à Douvres et partout où il se rendra, il sera précédé d'un *avis au public*, conçu à peu près en ces termes :

» Aubergistes et marchands de toute espèce, gardez-vous de recevoir aucune *bank-note* de l'ambassadeur français. Rappelez-vous que sous le règne de Napoléon il y avait à Hambourg une fabrique de faux billets. A la première restauration, en 1814, deux fausses planches existaient encore. M. B...., qui avait été placé à la tête de cette publication, vint en livrer une au gouvernement de notre pays, moyennant quelques mille livres sterling qu'on lui donna comme récompense. Il déclara que la deuxième était entre les mains de M. de Talleyrand. On fit près de ce ministre d'inutiles démarches pour en obtenir la remise. Pourquoi la gardait-il? Qu'en voulait-il faire? Ne la possède-t-il pas encore?

» Marchands et aubergistes, si vous croyez

devoir faire quelques avances, faites-vous payer en or ou en argent. »

» On peut juger par cet avertissement, et il en paraîtra mille de ce genre, quel honneur rejaillira sur la France d'avoir un pareil représentant près de la nation qui sait le mieux apprécier les qualités morales et les vertus publiques des hommes d'État. »

FIN DES NOTES.

OUVRAGES DE M. ÉDOUARD D'ANGLEMONT.

Sous Presse :

NOUVELLES LÉGENDES FRANÇAISES, un vol. in-8° avec vignettes de Tony Johannot.

LE GALÉOPITHÈQUE, Histoire Contemporaine, un vol. in-8°.

PANORAMAS POÉTIQUES, un vol. in-8°.

LÉGENDES FRANÇAISES, un vol. in-8°, 4me édition.

ODES, ET BERTHE ET ROBERT, poème en cinq chants, un vol. in-8°, 2me édition.

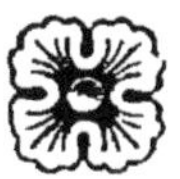

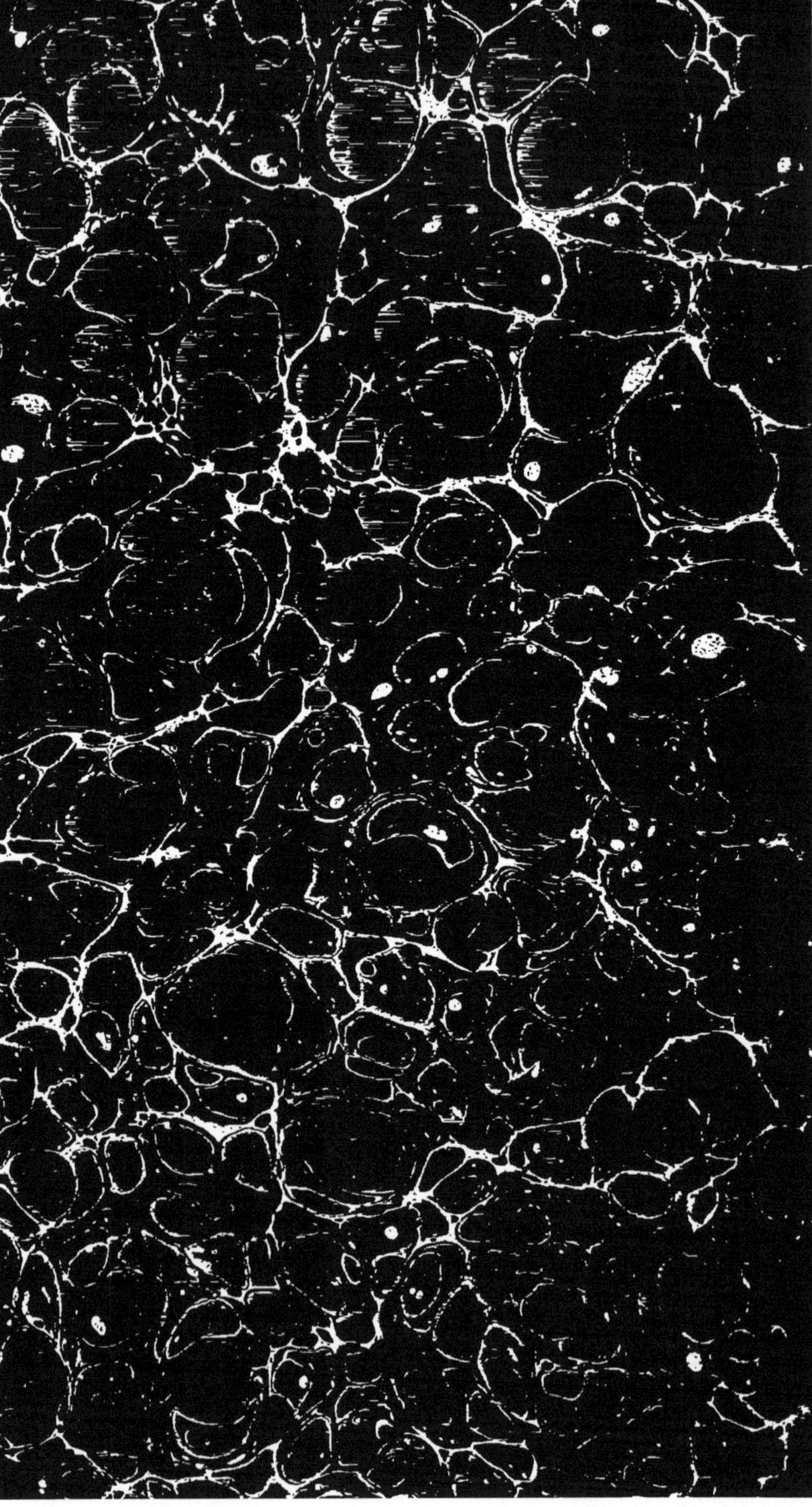

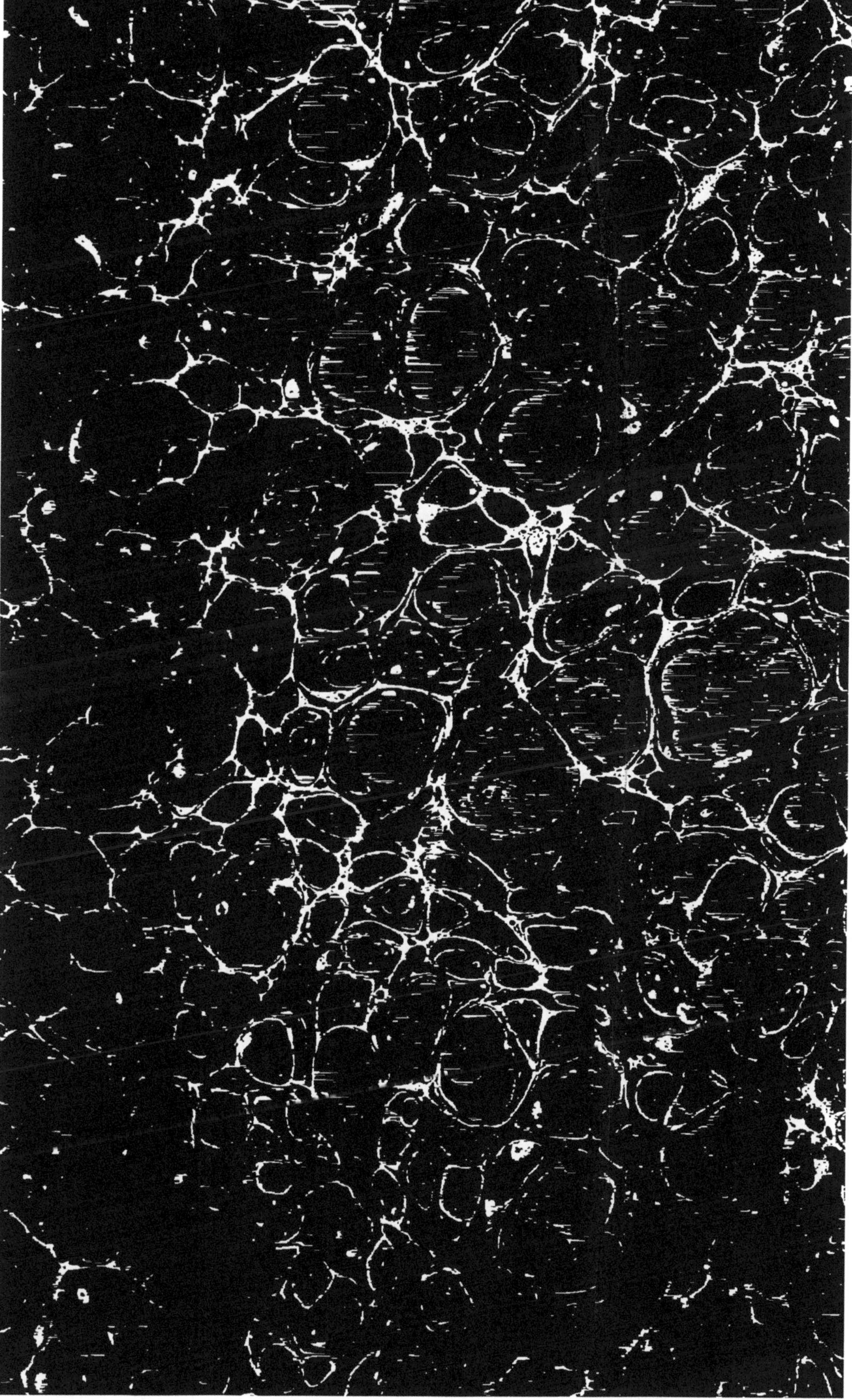

AF600875

J'ai annoncé que dans l'origine, par des motifs particuliers, je m'étais déterminé à présenter mon remède à la Société de médecine sous le nom de LAFFECTEUR ; aujourd'hui, que la loi a ordonné de porter son nom propre, j'ai repris celui de mon père, et je signe BOYVEAU-LAFFECTEUR.

DE L'IMPRIMERIE DE PILLET AINÉ.

PRÉCIS HISTORIQUE

ET OBSERVATIONS SUR LES EFFETS

DU

ROB ANTISIPHILITIQUE

DE BOYVEAU-LAFFECTEUR,

DOCTEUR EN MÉDECINE.

POUR SERVIR DE MANUEL
aux Malades qui veulent se traiter par ce Remède.

NOUVELLE ÉDITION,

REVUE ET CORRIGÉE.

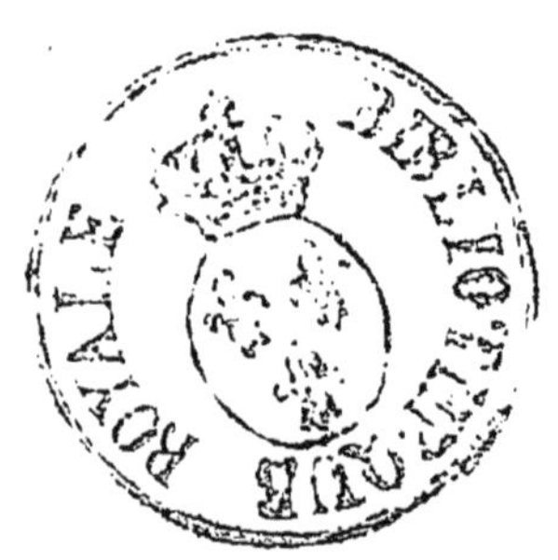

A PARIS,
CHEZ L'AUTEUR, RUE DE VARENNES, N° 10,
FAUBOURG SAINT-GERMAIN.

1821.

PRÉFACE.

FORT d'une longue expérience, et riche en observations sur les succès constans que j'ai obtenus dans ma pratique, je viens offrir de nouveau cet Ouvrage à une multitude d'infortunés que j'ai eu le bonheur de guérir, et dont la gratitude sera toujours la plus douce de mes jouissances.

Les observations rapportées ici sont en grande partie extraites d'un Ouvrage plus complet que j'ai publié (1). Dans ce travail, en citant des faits nombreux, et en

---

(1) *Traité des Maladies Vénériennes, anciennes, récentes, occultes et dégénérées, et Méthode de leur guérison par le Rob antisiphilitique, avec l'Histoire des différens moyens employés jusqu'ici par les praticiens.* Un volume in-8°. Paris, 1814.

cherchant à éclairer la pratique par l'histoire de la maladie, je prouve que, par la découverte heureuse du Rob antisiphilitique, la médecine peut arrêter la peste vénérienne dans ses progrès rapides, et réparer ses ravages aussi bien que ceux des remèdes dont l'action consécutive est souvent plus fâcheuse que le mal lui-même.

Les malades n'ont besoin que d'un simple tableau qui classe leurs idées et qui fixe dans leur entendement les progrès de leur affection avec les tentatives de la médecine, pour arriver à la découverte du remède destiné à la guérir. Dans la première partie de cet Ouvrage, je donne un tableau très-rapide de la maladie vénérienne, je m'étends sur l'inefficacité et sur les dangers de toutes les préparations mercurielles que, malgré l'expérience, on regarde comme l'unique spécifique du virus vénérien.

Je consacre la seconde partie à l'histoire du Rob antisiphilitique, et des persécutions qu'il a eues à essuyer à l'époque de sa naissance ; j'expose les mesures prises par un gouvernement éclairé, pour constater de la manière la plus évidente son efficacité et l'heureux avantage avec lequel il a surmonté tous ces obstacles qu'on a dû opposer à sa promulgation. Ces faits sont nécessaires pour rendre aux malades la confiance que tant de calomnies et d'écrits injurieux ont pu leur faire perdre.

Après l'histoire du Rob, je donne un choix d'observations de ses succès, qui peut triompher du pyrrhonisme le plus décidé. Je dis un choix, car je ne pourrais réunir ici toutes celles que m'ont fournies tant d'années de pratique dans le traitement des maladies vénériennes.

Comme il est de la plus haute importance de mettre mes lecteurs à même de juger le Rob antisiphilitique et toutes les préparations mercurielles, que ce premier est destiné à faire oublier, je termine cet Ecrit en produisant les pièces justificatives les plus propres à éclairer et à convaincre tout homme de bonne foi qui n'a en vue que le soulagement de ses semblables.

Si des praticiens se sont élevés injustement contre le Rob antisiphilitique, d'autres, après avoir étudié avec soin et impartialité ses nombreux succès, le regardent comme un remède très-utile, et l'emploient très-souvent comme l'unique ressource dans tous les cas désespérés de siphilis. L'approbation des uns me dédommage de l'injustice des autres.

PRÉCIS HISTORIQUE
ET OBSERVATIONS SUR LES EFFETS
DU
ROB ANTISIPHILITIQUE.

PREMIÈRE PARTIE.

TABLEAU RAPIDE DE LA MALADIE VÉNÉRIENNE.

Origine.

Si la maladie vénérienne, ou *Siphilis*, a, comme on le croit, attaqué et vicié le genre humain dans son berceau, l'usage immodéré des femmes sans mœurs, et sujettes à des éruptions de peau, a pu produire, dans ces contrées ardentes où le sang s'embrase facilement, les premiers accidens de ce fléau terrible.

Une observation du docteur Blegny, faite au siècle dernier sur une fille de quatorze ans, qui fut violée en trois jours par six hommes, et qui se trouva infectée d'une maladie vénérienne bien constatée, tandis que les libertins qui en avaient si indignement abusé, restèrent parfaitement sains (1), tendrait à confirmer ce système, puisqu'il s'ensuivrait que les semences très-pures de plusieurs hommes pourraient, par leur mélange, se vicier dans la femme, et dégénérer en maladie vénérienne.

On assure que Christophe Colomb et ses compagnons, débarquant à Saint-Domingue vers l'an 1492, y trouvèrent presque tous les habitans infectés du mal vénérien. De retour dans leur patrie, ils y fixèrent cette épidémie, qui fut communiquée aux Maures : ceux-ci, chassés de l'Espagne, infectèrent les peuples de l'Asie et de l'Afrique. Ce fléau parut parmi les Français pendant le siége de Naples, par Charles VIII, vers l'an 1494, qui le portèrent dans le nord de l'Europe. Ainsi, dans l'espace d'un demi-siècle, il s'étendit partout.

Causes.

Le vice vénérien peut être héréditaire ou acquis. Il est non-seulement le résultat de la cohabitation avec une personne infectée, mais il peut encore être produit par des baisers ou des attouchemens indiscrets. Des sages-fem-

(1) *Art de guérir les maladies vénériennes*, deuxième édition de 1692, page 16.

mes, des accoucheurs ayant des excoriations aux doigts en ont été atteints pour avoir délivré des femmes affectées de cette maladie; des nourrices l'ont reçu de leurs nourissons ou le leur ont communiqué.

Sans qu'on puisse assigner le véritable siége du virus vénérien, on le voit exercer ses ravages sur les yeux, les oreilles, le nez, la bouche, la gorge, les parties génitales, la peau, les glandes, les os, enfin sur tous les tissus.

Effets.

Ils varient suivant le siége du mal. 1° *Aux yeux.* Il produit des ophthalmies violentes avec écoulement de matière puriforme, qui se terminent souvent par une cécité plus ou moins complète; d'autres fois il cause seulement une inflammation lente et chronique de la conjonctive; on l'a vu produire des fistules lacrymales, avec ou sans carie des os.

2° *Aux oreilles.* Ce virus peut causer la surdité accompagnée de douleurs violentes, avec ou sans écoulement de matière par le conduit auditif, des ulcères à ces parties, des caries.

3° *Au nez.* La maladie vénérienne peut se manifester par des ulcères qui entraînent presque toujours une exhalaison infecte, quelquefois la carie des os, accompagnée de la perte plus ou moins totale de l'odorat.

4° *A la bouche et à la gorge.* Des ulcères, la carie des os palatins et maxillaires, l'érosion du voile du palais, de la luette, des amygdales, peuvent dépendre de la présence du virus vénérien. Il y a souvent changement ou perte de la voix.

5° *Aux parties génitales et à l'anus.* Il est cause d'excoriations, d'ulcères, alors nommés *chancres*, de fistules, de porreaux, de condylomes, d'excroissances.

6° *A la peau.* Il donne naissance à des taches, à des pustules, des dartres, des ulcères.

7° *Aux glandes.* Il produit des engorgemens qui portent communément le nom de *bubons.*

8° *Aux os.* On le voit être la cause de périostoses, d'exostoses, de nécroses, de caries.

Symptômes.

Les uns indiquent une infection récente, les autres montrent que le virus existe depuis long-tems dans la constitution; que les traitemens que l'on a employés ne l'ont pas détruit entièrement; souvent même ceux-ci ont produit des accidens plus ou moins fâcheux, qui viennent compliquer les symptômes de la maladie vénérienne, et embarrasser le praticien pour prononcer sur la véritable cause des affections diverses qui peuvent alors se présenter à son observation.

On considère comme symptômes primitifs, ceux qui paraissent peu de tems après que l'individu s'est exposé à l'infection ; tels sont ordinairement les ulcères ou chancres suivant le lieu qu'ils occupent, les bubons, les pustules ; et comme symptômes consécutifs, ceux qui dépendent d'une infection déjà ancienne ; et tels sont : des taches, des pustules, certains ulcères à la gorge, au nez, des excroissances, des tuméfactions des articulations, des périostoses, des exostoses ; enfin des douleurs dans les membres dont le vrai caractère vénérien, qui leur a mérité le nom d'ostéocopes, est d'être plus insupportables et plus violentes pendant la nuit.

Outre la multitude de formes sous lesquelles le virus vénérien peut se montrer aux yeux du praticien, il existe des symptômes généraux qui dépendent de son action sur la constitution.

« L'ame s'abandonne à la mélancolie, dit « le savant Sanchez ; on éprouve une douleur « sourde aux épaules, au cou, sur les reins,

« au sternum, une légère rougeur aux yeux ; « des boutons, petits et peu nombreux, défi-« gurent le visage et se jettent sur le front. Les « femmes ont des coliques plus tranchantes à « l'approche de leurs règles ; les malades des « deux sexes ont un teint jaune, plombé ; et « quand le mal a fait des progrès, ils semblent « attaqués de la consomption anglaise ; ils se « dégoûtent de la vie et désirent en voir le « terme. »

Marche.

Elle dépend de la constitution du malade ; si le sujet est fort, d'un tempérament sanguin, le virus se développe plus tôt, irrite le tissu fibrillaire, et prend plus facilement le caractère inflammatoire ; le contraire arrive aux individus d'un tempérament lymphatique, ou affaiblis soit par l'âge, soit par l'intempérance ; ce virus conduit alors aux maladies d'inertie et de langueur.

Il faut observer ici que la maladie vénérienne a une marche plus lente, plus sourde, chez les femmes, à cause de leurs évacuations périodiques, qui en atténuent en quelque sorte l'activité ; mais elle n'en est que plus dangereuse.

Traitement.

Comme, surtout à son apparition, la peste vénérienne s'est manifestée avec des symptômes effrayans, il n'est pas étonnant que la médecine déconcertée ait cherché, même parmi les poisons, un remède assez actif pour arrêter ses ravages. Carpi imagina en Italie d'employer le mercure pour combattre le vice vénérien. Ce chirurgien, et ceux qui suivirent son exemple, donnèrent ce métal avec une téméraire audace, soit à l'intérieur, soit à l'extérieur. Ils cherchaient moins alors à conserver les jours du malade, qu'à neutraliser le principe qui les empoisonnait; pourvu que le patient ne pérît point de la maladie, peu importait à la médecine de ce tems qu'il succombât un jour aux effets funestes du mercure.

Cependant des gens de l'art, qui n'avaient pas toutes les connaissances de Carpi, voyant que les remèdes tirés du règne minéral dissipaient souvent, du moins en apparence, les symptômes de la contagion vénérienne, substituèrent au mercure des préparations analogues, mais qu'ils soupçonnaient devoir être moins meurtrières. De là l'emploi de l'or, de l'antimoine, de l'arsenic même, modifié d'après les principes des pharmacopées ; mais aucun de ces prétendus spécifiques n'a eu de succès constans et déterminés.

Aujourd'hui il est démontré, aux yeux des chimistes éclairés, que tout remède quelconque tiré du règne minéral est trop actif (1) ou reste sans action, parce qu'on ne peut en déterminer la quantité nécessaire, et qu'on ignore les effets qu'il produit sur les divers tempéramens. Si le remède est trop affaibli, il n'agit pas ; s'il est trop actif, le bien apparent qu'il opère n'est rien en comparaison du mal qu'il entraîne après lui.

Il est bien reconnu que les affections nerveuses, les obstructions des viscères, les ulcères aux poumons, l'affaiblissement graduel de l'estomac, et surtout la paralysie des membres, et la perte des facultés intellectuelles, sont les suites funestes et presque ordinaires des traitemens mercuriels ; qu'ils peuvent donner, pendant quelque tems, les apparences de la santé, en laissant dans la constitution les germes de la douleur et quelquefois le principe de la mort.

---

(1) Il faut excepter les préparations ferrugineuses, qui sont la base de la plupart des eaux minérales, employées avec grand succès dans quelques maladies.

Plus le mal vénérien se montrait rebelle, plus on cherchait de moyens actifs pour le combattre. Hoffmann, un des hommes les plus célèbres de l'Allemagne, tenta l'usage intérieur des cantharides; mais heureusement ce remède terrible a été bientôt abandonné.

Ceux qui avaient échoué en employant successivement des remèdes tirés des trois règnes de la nature, imaginèrent de les réunir pour en augmenter l'énergie : de là les mélanges du sel de vipère avec la racine de contrayerva, ou avec les pilules de Duobus de la pharmacopée d'Edimbourg, et beaucoup d'autres. Toutes ces préparations sont maintenant totalement oubliées.

Cependant d'autres, qui s'étaient assurés de la dangereuse activité du mercure et des compositions minérales, mais qui voulaient les masquer aux yeux trop clairvoyans, tentèrent, par des noms nouveaux, de détourner l'opinion générale sur le secret de ces opérations mercurielles. De là cette foule de recettes imaginées par la cupidité pour la disparition momentanée des principaux symptômes de la maladie vénérienne; recettes dont le tems et l'expérience ont bientôt fait connaître l'inefficacité ou le danger, et qui, heureusement pour les malades, ne sont plus employées.

On sait que le mercure est la base des liqueurs de Pressavin, de Weikard, des gouttes blanches du Dr Ward, du chocolat antivénérien, des tisanes de Callac, de Seltz, des pommades de Torrès et de Cirillo, des poudres de Goderneaux, des lavemens antivénériens de Royer, de Ferrand, des dragées de Keyser, des pilules de Plummer, de Brugnotelli, de Renou, de Moscati, de Belloste, du sirop de Bellet, et que l'usage de toutes ces préparations n'a qu'un succès incertain pour la guérison de la siphilis; et peut même être suivi d'accidens plus ou moins fâcheux.

Quelle que soit la forme sous laquelle on administre le mercure, souvent il est infidèle à l'action qu'on en attend, et il est toujours dangereux. On peut se convaincre aisément de cette vérité, en considérant qu'il est impossible de préciser la dose nécessaire et ses effets sur la constitution, soit qu'on le donne en boissons, en lavemens, en pilules; soit qu'on l'applique à l'extérieur sous forme de fumigations, de bains, de frictions.

Les préparations mercurielles à l'intérieur

agissent toujours en détériorant les solides et les fluides ; de là naissent, surtout dans les tempéramens cacochymes, la fièvre lente et le marasme. A ces accidens, qui se manifestent sur l'ensemble de la vie, s'en joignent de partiels qui n'affectent que quelques membres ou quelques organes : tantôt une espèce de goutte se fait sentir dans les articulations des genoux ; tantôt le visage montre un honteux sphacèle. Carrère attribue la phthisie à l'usage immodéré de ce minéral ; Blegny la surdité. Combien d'aliénations mentales sont le résultat de traitemens mercuriels répétés !

Il faut ajouter que, pendant que le mercure agit, les malades éprouvent quelquefois des douleurs si cruelles, qu'ils sont tentés de se donner la mort pour se délivrer de leurs souffrances.

Le mercure, administré par l'intermède de la peau, a aussi beaucoup d'inconvéniens. Il est en partie absorbé par l'effet du frottement, en partie laissé sur la peau, sur le linge du malade, ainsi que sur la main employée à la friction. Ces proportions diverses ne peuvent être soumises au calcul ; elles dépendent du degré d'atténuation donné au mercure par la préparation, de l'action plus ou moins grande des absorbans chez le malade, ainsi que chez la personne employée à la friction, de l'état de propreté de la peau.

Le praticien qui prescrit le mercure en frictions, agit donc toujours en tâtonnant, puisqu'il ne peut connaître avec précision ni le degré de sensibilité du sujet, ni la quantité du remède qui peut être absorbée. Il est important de ne point provoquer la salivation dans cette méthode, et presque toujours elle arrive; ce qu'il faut attribuer soit à l'application permanente d'une couche d'onguent mercuriel sur la peau déjà irritée, soit à l'obstacle que ce corps gras et épais oppose à l'action des vaisseaux exhalans, ce qui nécessite le reflux de la matière transpiratoire vers les glandes salivaires.

Heureusement il est peu de praticiens aujourd'hui qui pensent que, d'après l'ancienne méthode, la salivation soit nécessaire pour la guérison. Quoique cet accident soit la suite ordinaire des frictions, il peut cependant arriver dans tous les modes d'administration du mercure, lorsqu'on le donne à haute dose, ou qu'on le continue long-tems, ou enfin que le sujet est très-sensible à son action. Cet effet funeste du mercure a dans tous les tems occupé les médecins.

On ne peut récuser sur ce point l'autorité de M. Wan-Swieten, ce protecteur du sublimé. » La salivation, dit cet auteur, occasione des » érosions à la langue ; des hémorragies ré- » sultent des parties internes de la bouche » corrodées, et qu'on n'arrête quelquefois que » par l'application du fer rouge ; la chute » des dents les plus saines peut être la suite de » cette salivation qu'on n'a pu maîtriser ; et il » n'est pas rare de voir des sujets, à la fleur » de l'âge, en perdre une partie dans le cours » du traitement.

» Ajoutons, continue-t-il, que pendant que » le mercure opère ainsi, le malade éprouve » des douleurs si cruelles, qu'il est tenté quel- » quefois d'appeler la mort pour se délivrer » des tourmens qu'il endure (1). »

Il ne faut pas croire que les dangers disparaissent avec les symptômes du mal que le mercure a pallié. Fontanus rapporte l'observation d'une jeune fille, dont le mercure n'avait pas attaqué les glandes salivaires pendant

---

(1) *Comment. Aphor. Boerh.*, pag. 506.

le traitement, qui éprouva, un an après, une salivation opiniâtre, accompagnée d'une dyssenterie dont elle mourut (1).

« La salivation et ses suites, dit Vacca Berlinghini, est seule capable de causer des ravages affreux. Elle commence par une démangeaison plus ou moins grande aux gencives, un léger engorgement aux glandes salivaires ; la rougeur et la tuméfaction des gencives, l'haleine puante font des progrès, la salivation augmente. A ces premiers accidens il en succède d'autres beaucoup plus graves ; la séparation de la salive devient si abondante, que le malade est obligé d'avoir la bouche béante pour la laisser couler ; les gencives se détachent, s'ulcèrent ; les dents s'ébranlent, la douleur est insupportable ; le voile du palais, les parties du larynx sont comprises dans l'engorgement ; le passage de l'air est gêné, la fièvre survient, et le malade risque de périr, etc. »

Cet auteur oublie un des accidens les plus terribles de la salivation, c'est la bridure ou soudure des mâchoires, causée par l'adhérence des joues aux gencives, qui réduit le malade à

(1) Fontanus, *Respons et Curat. Medic.*, pag. 899.

ne vivre que d'alimens liquides. De tous les effets fâcheux de la salivation, aucun n'est plus à craindre, peut-être, que cette bridure qui plonge le malade dans un désespoir continu.

Le mercure qui s'élève en vapeurs se porte, d'après l'expérience, principalement à la tête et à la poitrine. Comme sous cet état il est infiniment plus actif, parce qu'il est absorbé plus facilement par la peau mise dans la disposition la plus favorable à cet effet, il n'est pas étonnant que, partout où il ne neutralise pas le virus vénérien, il exerce sur diverses parties du corps les plus grands ravages. Astruc, Boerhaave, Hoffmann, Sanchez, ont blâmé ce mode d'administration du mercure.

Le danger est tel alors, qu'on a vu des malades cacochymes périr pendant qu'on leur appliquait ainsi le mercure en vapeurs. On cite à ce sujet un peintre de Boulogne et des femmes délicates, que ce traitement conduisit à l'apoplexie (1). Pour se convaincre des effets du mercure qu'un corps malade reçoit par les vaisseaux absorbans, il suffit de voir les malheureux ouvriers qui travaillent à l'exploita-

(1) *De Morbo gallico*, cap. 4, et *Prax. Historia Zacuti Lusitani*, lib. II, cap. 3.

tion des mines d'où on les tire. Leur teint est décoloré, ils sont sujets au tremblement des membres et aux convulsions; presque tous deviennent impotens, et meurent avant l'âge.

Le sublimé corrosif dissous dans l'eau forme la base des lavemens et des bains mercuriels; l'action de cette dissolution âcre sur la muqueuse intestinale est bien plus directe et plus terrible, à cause de sa sensibilité plus grande.

Quels accidens ne doit-on pas craindre de cette manière d'administrer le mercure! Et malgré les nombreux essais que l'on a faits pour diminuer l'énergie de la solution mercurielle, en lui associant des principes mucilagineux, les résultats ont toujours été plus ou moins fâcheux. L'action de ces lavemens est de produire sur les intestins une inflammation des plus intenses, des tenesmes, des ulcérations, et la dyssenterie qui a presque toujours une terminaison fatale. Van-Swieten parle de la diarrhée séreuse, qu'il appelle salivation intestinale, et la regarde comme un signe très-fâcheux (1). Depuis long-tems on a reconnu le danger d'appliquer le mercure en forme de bains. Ils ont donc été peu employés, et maintenant sont totalement oubliés.

---

(1) *Van-Swieten*, *Boerh. Aph.*, pages 500, 501.

Si du moins le mercure, administré de la manière la plus convenable, guérissait toujours radicalement les maux vénériens, on concevrait pourquoi la médecine le préconise par dessus tous les autres remèdes; mais il s'en faut bien que le succès réponde à l'attente du praticien qui l'emploie, et à celle du malade.

Bromfield a vu souvent les symptômes vénériens détruits, en apparence, par l'action du mercure, et reparaître d'une manière effrayante avant la fin de la convalescence (1).

Le célèbre Louis, qui a tant étudié les maladies vénériennes, avouait, avec la franchise du talent, qu'il manquait souvent des guérisons avec les préparations mercurielles; que les symptômes se multipliaient pendant le traitement au lieu de disparaître, et qu'après les guérisons les mieux constatées, il se présentait dans certains sujets des phénomènes étranges, faits pour dérouter la médecine la plus éclairée (2).

---

(1) *Observations sur les différentes espèces de solanum*, page 20.

(2) *Parallèle des différentes méthodes de traiter les maladies vénériennes*, page 10.

L'assertion de Carrère est encore plus positive : « Le sublimé, dit cet auteur, est un » remède infidèle ; il ne produit que des guérisons insidieuses qui inspirent une fausse » sécurité ; mais bientôt le prestige se détruit ; » on voit que le virus n'est qu'émoussé, qu'il » est retenu dans le corps ; et c'est alors qu'il » produit cette foule de maladies chroniques » qui, jusqu'au milieu de ce siècle, se sont » jouées des vains efforts de la médecine (1). »

Puisqu'il est démontré que le mercure, pris intérieurement ou appliqué à la surface du corps, pallie souvent le mal sans le guérir, que, lors même qu'il combat le virus vénérien, il détériore toujours l'économie animale, c'est parmi les végétaux qu'il faut chercher des remèdes plus analogues à notre nature, et qui n'entraînent pas après eux des accidens plus graves que la maladie que l'on cherche à détruire.

Vers l'an 1515, peu après la découverte de l'Amérique, Oviedo, envoyé à Saint-Domingue pour l'exploitation des mines d'or et d'argent, étudia pendant douze ans les mœurs

(1) *Recherches sur les maladies vénériennes chroniques*, page 158.

des Indiens et leur histoire naturelle. Il attesta que, de tems immémorial, ils guérissent avec le gaïac la maladie de *las buas* ou siphilis (1). Un autre Espagnol n'avait pas attendu le suffrage d'Oviedo pour constater l'efficacité du gaïac. Il avait soupçonné que ce pays, qui avait vu naître le mal dont il était affecté depuis long-tems, en portait le remède; et, dès 1508, il avait fait le voyage de Saint-Domingue : guéri bientôt par les sauvages, il revint en Europe avec l'arbre du gaïac, et s'y fit regarder comme un dieu tutélaire, parce que la santé qu'il avait recouvrée semblait la promettre à d'autres victimes du mal vénérien.

Ce ne fut guère qu'en 1563, qu'on apprit avec exactitude, par le témoignage de deux Français guéris à l'île de Porto-Rico, la méthode américaine de traiter par le gaïac (2). Les femmes indigènes cassaient et fendaient, avec leurs dents, des branches de gaïac, et les faisaient bouillir dans un vaisseau de terre découvert. On faisait boire plusieurs doses de

(1) *Histoire générale des Indes-Occidentales.*

(2) L'observation est rapportée dans le *Parallèle des différentes méthodes de traiter les maladies vénériennes*, par Louis, page 28.

cette infusion, matin et soir, aux malades, et, dans les intervalles, on les forçait de faire des courses violentes, de s'exercer à l'escrime, ou de travailler à l'exploitation d'une mine d'or qui se trouvait à quelque distance de la colonie : ils rentraient dans la cabane des sauvages, pleins de sueur, changeaient de vêtemens, et prenaient un repas frugal, ne buvant que de l'eau de pluie puisée dans une mare. Ce traitement durait cinquante à soixante jours. Avant cette époque, l'appétit revenait aux malades ; les douleurs nocturnes se calmaient ; on voyait disparaître jusqu'aux nodosités qui défiguraient leurs os, et ils se trouvaient parfaitement guéris.

Sur le bruit de ces cures inespérées, les Espagnols adoptèrent le traitement par le gaïac ; ils le transmirent ensuite aux Siciliens, et par eux à l'Italie et l'Allemagne.

La France, contente des palliatifs apportés au mal par le mercure, fut la dernière à profiter de ce bienfait du Nouveau Monde.

Une cure fameuse, faite sur Ulric de Hutten, gentilhomme allemand, n'avait pas peu contribué à donner de la célébrité aux vertus du gaïac. Cet infortuné, tourmenté du mal vénérien porté à son dernier période, s'était soumis, onze fois durant neuf ans, au traitement des frictions mercurielles, et sa maladie n'était pas même palliée. Il eut recours au gaïac en adoptant l'ancienne méthode des Caraïbes; et, à l'époque ordinaire, il se trouva radicalement guéri. L'histoire de cette cure a été consignée, par le malade lui-même, dans un ouvrage dédié au Cardinal de Brandebourg, électeur de Mayence (1).

Dans la suite, Nicolas Massa, médecin célèbre à Venise, traita avec succès divers malades désespérés, par la méthode d'Ulric de Hutten, qu'il perfectionna par sa longue expérience ; et il en fit part au public, dans un Traité latin du *mal de Naples*, qu'il dédia à Saint-Charles de Borromée.

La cure surprenante de Hutten, et la réputation de Massa, donnèrent beaucoup de partisans au gaïac, même parmi les médecins asservis à la routine mercurielle. Dans le nombre des transfuges du mercure, on trouva des

---

(1) Le Traité a pour titre : *De morbi gallici curatione per administrationem ligni guyaci.* J'ai tiré cette anecdote, et quelques autres sur les sudorifiques, d'une brochure très-curieuse du médecin Dopan, intitulée : *Observations sur l'usage des végétaux exotiques dans les maladies vénériennes.*

noms très distingués, tels que Vésale, Fallope, Morgagni et Boërhaave.

Cependant, peu à peu ce remède bienfaisant a de nouveau fait place au traitement cruel par le mercure. Les empiriques trouvaient la cure par le gaïac trop simple et exigeant trop peu de soins. Les gens de l'art donnaient des raisons plus spécieuses : ils remarquaient que le traitement des Caraïbes ne se faisait qu'avec de jeunes arbustes, et qu'on n'apportait en Europe que des arbres vieillis, et presque sans sève ; ils ajoutaient que, même des arbustes transplantés à quinze cents lieues, se trouvant sous un ciel si différent de celui qui leur était naturel, ne pouvaient avoir la même efficacité.

A l'appui de ces raisonnemens venaient quelques faits. On ne pouvait douter que le traitement en Europe ne fût beaucoup plus long qu'en Amérique; on opposait à deux Français guéris avec quelques livres de gaïac, à Porto-Rico, le gouverneur de Milan, que Massa avoue n'avoir pu guérir qu'avec soixante livres du même remède. Toutes ces discussions étaient publiées, et cependant l'empirique traitait et tuait avec le mercure déguisé sous toutes les formes.

Amatus Lusitanus, Fracastor, Blegny et Rondelet, ont beaucoup recommandé aux praticiens l'usage de la squine, soit orientale, soit occidentale, dont l'une vient de la Chine, et l'autre du Brésil ou du Pérou. On voit par les écrits du célèbre Vesale que ce nouveau spécifique, vers 1535, époque où on le fit parvenir en Europe, tomba en discrédit à cause de son inefficacité; mais Charles-Quint l'ayant employé, avec une sorte de succès, dans trois maladies qui le consumaient (la contagion vénérienne, l'atrophie et la goutte), il eut une vogue éphémère.

Les uns faisaient infuser la racine de la squine, comme on l'observe à la Chine, les autres la faisaient prendre en poudre, comme dans la Nouvelle-Espagne; mais les cures opérées par ce moyen sont bien moins sûres, ou bien moins avérées que celles qu'on doit au gaïac; et quoiqu'au rapport de Vesale la squine ait la propriété de donner plus d'énergie aux organes de la génération (1), il est à peu près avéré

---

(1) Le texte de cet homme célèbre mérite d'être rapporté : *Observavi Chinæ decoctum bibentes tentigine teneri et quosdam interea, dum decocto illo uterentur, adeo ad Venerem provocatos fuisse, ut, cum alioquin diù à coitu temperassent, illam*

que cette activité n'a point lieu dans la cure des maladies vénériennes.

La racine de salsepareille, arbrisseau indigène au Mexique, au Brésil, à la Virginie et au Pérou, et que les Espagnols apportèrent, pour la première fois en Europe, en 1565, remplirait un peu mieux que la squine l'attente des gens de l'art dans la guérison du mal vénérien.

Il est certain qu'Amatus, Mercurial et Riolan, ont beaucoup vanté la salsepareille : le médecin italien Cestoni et le célèbre J. Hunter, assurent qu'ils ont guéri, avec ce végétal, des malades manqués avec les préparations mercurielles.

Il faut ajouter à ces faits que les nègres de la Côte-d'Or, en Afrique, n'ont pas d'autre remède pour se traiter que la décoction de cette plante qu'ils tiennent des navigateurs de la Hollande; qu'à Florence, du tems de Targioni Tozetti, on était si persuadé de son efficacité qu'à l'hôpital des Incurables, on en consommait annuellement six cent cinquante livres, tandis qu'on faisait à peine entrer six

---

quo variis rationibus fugerent, a concubitu tunc non abstinuisse.

livres de gaïac dans les remèdes destinés aux maladies vénériennes (1).

On a reçueilli bien moins de faits concluans sur le sassafras, arbuste de l'Amérique Septentrionale, employé de tems immémorial dans la Floride pour la cure de la peste siphilitique.

Cependant on avoue que ce remède convient mieux au malade d'une complexion délicate que le gaïac et la salsepareille : il s'emploie avec avantage dans la cachexie, l'hydropisie et les tumeurs froides qui accompagnent les maux vénériens invétérés.

De tous les végétaux, celui qui a été annoncé avec le plus d'enthousiasme est le lobelia siphilitica, que le naturaliste Kalm, élève du célèbre Van-Linnée, a trouvé dans les forêts de l'Amérique Septentrionale.

« Les sauvages du Canada, dit ce voyageur, n'ont aucune connaissance du mercure, et cependant ils guérissent, avec la plus grande facilité, de toutes les maladies vénériennes.

» Quand j'arrivai parmi eux, je vis qu'il était presque impossible de leur arracher leur secret : on leur avait persuadé que si jamais leur

(1) *Prima raccolta d'Observazioni mediche*, pag. 137.

remède parvenait à la connaissance des Européens, il perdrait à l'instant toute sa vertu.

» Le colonel William Johnston, qui avait beaucoup d'ascendant sur eux par son humanité et par sa vertu, se chargea, sur mes instances, de tenter cette découverte ; et, à force d'éloquence et d'argent, il eut à la fin le bonheur d'y réussir.

» Cette plante merveilleuse est le lobélia, qui croît en abondance dans les plaines humides et dans les marécages.

» Le traitement des Indiens est on ne peut plus simple : ils font bouillir les racines de quatre, ou six, ou plus de lobélia, suivant la gravité du mal ; et le malade boit, le plus qu'il lui est possible, de cette décoction, en suivant un régime austère, s'abstenant de toute boisson fermentée, et ne vivant que d'herbages : la même infusion sert à déterger les ulcères. Ce traitement dure d'ordinaire quinze jours ; et, au bout de cette époque, le mal disparaît.

» Avec le lobélia et quelques autres végétaux du même genre, on fait, au Canada, des cures étonnantes qu'on n'opérerait jamais avec le mercure ; et la différence qu'il y a entre les deux traitemens, c'est qu'avec celui des sauvages on ne court jamais risque de la vie.

» Il n'y a point d'exemple qu'un Américain, quelque grave que fût sa maladie, soit mort pendant le traitement avec le lobélia; il n'y en a point qu'un malade, traité avec cette méthode, n'ait été guéri (1). »

Tels sont les principaux végétaux qui ont frappé les regards de l'observateur éclairé dans le traitement des maladies vénériennes : il en est une foule d'autres qui, accrédités un moment par les gens de l'art, ont eu une vogue éphémère, et qu'il suffit d'indiquer (2).

---

(1) *Recueil des Mémoires de l'Académie de Stockholm*, 1750.

(2) Massa et Ferrier ont vanté les vertus de l'absinthe; Zacutus Lusitanus, celle du bois d'ébène; Haschard, le genêt; Kramer, la gratiole; Ferrier, l'amarantha; Galanga, Minadous, le méchoacan; Petronio, le romarin.

Le rapontic a eu pour partisans Forestus, Vesale et Ferrier.

Le sage Blegny a pris un grand nombre de plantes sous sa protection, telles que la bistorte, la scabieuse, la scorsonère, la gentiane bleue, la bourrache, la buglose, la chamædris, le souchet, la fraxinelle, le chardon béni, l'angélique, le chiendent, l'impératoire, la contrayerva, le dictame, le polypode et le cerfeuil.

Ferrier, que j'ai déjà cité, donne la préférence à la germandrée, au frêne, au pin, au cassia-lignea, à la cattaire, au cèdre, au cyprès et à la centaurée.

Le chêne est le végétal favori de Johnston, et le gui de chêne celui de Césalpin.

Plater veut qu'on guérisse les malades avec le bois de Rhodes,

Cependant comme, indépendamment de toute théorie, j'ai eu en vue la vérité et le soulagement des malades, je ne dois pas dissimuler que, dans l'énumération de ces végétaux secondaires, il en est quelques-uns qui, seuls, ont quelquefois, dans les mains des gens de l'art expérimentés, guéri radicalement des maladies vénériennes.

Le docteur Shaw atteste que le coris de Montpellier, dont on fait un grand usage en Barbarie, suffit souvent pour rendre au repos et à la santé les malades manqués par les remèdes ordinaires (1).

L'hippoglossum valentinum, connu du peuple sous le nom d'*herbe terrible*, détruit seul,

---

l'acorus, le bois d'aloès, la sabine, le cyclamen ou pain de pourceau, l'anthirinum, l'asarina et la petasite.

Je trouve dans Forestus l'éloge raisonné du cabaret, de l'hypolapatum, du térébinthe, du costus, de l'iris, de l'asphodèle et du sureau.

Kramer a vanté l'ortie ; Dias-de-Islas, le figuier d'Inde ; Colle, le houblon ; Sinapius, la pimprenelle sauvage ; Quincy, le camphre ; Petronio, le pin sauvage ; Vesale, la tormentille ; Zapata, la saponaire ; Burman, l'oxis indica ; Guldenklée, le jalap ; Rondelet, le buis ; Sylvius, Delboë, la coloquinte ; Paschal, l'huile d'olive ; et Massa, celle du sapin.

(1) *Travels of observat., of Barbari.*, édit. angl. de 1738.

au rapport de l'Ecluse, les pustules vénériennes : c'est un fait très-connu des médecins dans les provinces espagnoles d'Andalousie et du royaume de Grenade (1).

Les racines de l'oxis indien et notre ortie, prises en décoction, agissent, dans certains cas, et sur certains tempéramens, avec la même efficacité (2).

Les Tartares prétendent, suivant Sinapius, guérir avec l'acorus des maux vénériens rebelles; et la rave a quelquefois la même vertu, à en croire l'illustre Boërhaave (3).

L'aster, soit à feuilles larges, soit à feuilles étroites, a obtenu de grands succès entre les mains de Weinmann, ainsi que le figuier d'Inde dans celles de Diaz-de-Islas, et le bois de genevrier, que le célèbre Astruc excepte de la proscription qu'il a prononcée contre tous les végétaux qu'on a voulu substituer au gaïac (4).

---

(1) *Rar. aliq. stirp. per Hispanos Observator. histor.* Edition d'Anvers de 1576, in-8°., lib. I, cap. 41.

(2) Burman, *Thesaur. Zeylan*, et Cramer, *Commer. litter. Norimb.*, 1741, sem. 1, obs. 2.

(3) Ouvrage ci-devant cité, page 541.

(4) *Philanto Zoiconog.*, tome VI, page 96. *Tract. contra las buas*, cap. 10; et *De morbis Veneris*, lib. IX, tome I, page 146.

Fallope et Zacutus Lusitanus, ont trouvé les mêmes propriétés dans le liseron épineux dont on met la racine en infusion (1).

Plusieurs écrivains connus, et entre autres Zapata, Sennert, regardent la saponaire comme un vrai antivénérien, et Carrère propose d'en faire usage dans le traitement des maladies vénériennes chroniques, sur lesquelles il nous a donné un excellent ouvrage (2).

La décoction du bois, des tiges et des feuilles du buis, a eu aussi ses partisans : on sait que la modicité de son prix a fait quelquefois appeler ce bois le sudorifique des pauvres. Il est certain que plusieurs gens de l'art l'ont substitué, avec succès, au gaïac. Amatus Lusitanus atteste en particulier avoir guéri, par ce moyen, un jeune homme dont les symptômes vénériens avaient résisté cinq fois aux frictions mercurielles (3).

Les vertus de la bardane ont été reconnues

---

(1) *De morbo gallic.*, cap. 63 ; et *Praxis histor.*, tome III, page 270.

(2) *Secreti di medic.*, cap. IX ; Zapata, *Pract.*, lib. VI, part. 4, cap. 5 ; Sennert, *Recherches sur les maladies vénériennes.*

(3) Boërh., *loc. citat.*, pages 341 et 342. Amat. Lusitan. *Observ. medic.*, page 268.

par Baglivi, et surtout par le grand Boërhaave. On prétend que c'est à ce sudorifique que Henri III dut sa guérison (1).

Carrère, dans son *Traité de la Douce Amère, ou de la Vigne de Judée;* et Storck, dans ses observations jointes à la traduction allemande de cet ouvrage, prescrivent cette plante pour certaines gonorrhées : il est vrai que ces hommes sages, moins enthousiastes que les apôtres du gaïac et de la salsepareille, doutent qu'elle guérisse seule les maladies siphilitiques quand elles sont rebelles; mais ils la regardent, avec raison, comme un puissant auxiliaire des antivénériens. Un seul homme a vanté singulièrement le putier ou le cerisier à grappes; c'est le Suédois Biærnlund qui a inséré le récit de quelques cures en ce genre dans les Mémoires de l'Académie de Stockholm de 1785 : il en faut peut-être dire autant de l'astragale de Quarin, dont cet observateur a appris, en Hongrie, les succès contre la peste vénérienne (2).

Storck se fonda sur quatre observations majeures, pour décider qu'il est souvent avantageux de substituer l'aconit au mercure, dans

(1) *Curat. medic. centur.*, 2, 3, 7.

(2) *Animadvers. praticæ in divers. morb.*, cap. 16, page 520.

le traitement des maladies vénériennes : la plus importante regarde une femme de quarante ans, infectée depuis huit ans, et couverte d'ulcères.

Toutes les méthodes connues ayant échoué, Storck lui administra l'extrait d'aconit; bientôt les douleurs se calmèrent, le sommeil revint, les ulcères se cicatrisèrent, et au bout de soixante jours la cure fut radicale (1).

La ciguë a trouvé encore plus de défenseurs que l'aconit : on compte, outre Storck que je viens de citer, le docteur Collin, et le célèbre Van-Swieten (2).

Plusieurs empiriques ont annoncé avec confiance que l'opium était le plus puissant des antivénériens : on a fait, pour constater le succès, diverses expériences, en 1789, dans les hôpitaux militaires de Lille et de Londres; mais l'attente générale a été trompée; on a vu qu'il n'agissait que comme narcotique, et que même, dans certains sujets, ce moyen aggravait les ulcères, et leur faisait prendre un ca-

---

(1) *Libell. quo continet, experient.*, pages 117 et 125.

(2) Storck, *libel. secund. de cicutâ*, page 169. Collin, *nosocom civic. an. tert.*, page 51 ; et Van-Swieten, *loc. citat.*, tome V, page 535.

ractère scorbutique : ce remède si vanté est tombé dans l'oubli.

Quelques remèdes composés, dont les végétaux font la base, ont été accueillis favorablement, et employés avec succès par des praticiens éclairés. Tels sont : *le remède de Cuisinier*, qui a eu des effets salutaires entre les mains du docteur Leroy, et beaucoup d'autres (1).

La tisane portugaise, dont les succès avérés au Brésil ont été reconnus par le célèbre Sanchez, et par le docteur Swédiaur (2) ; elle est encore très-employée en Angleterre.

L'eau stibiée, plus connue sous le nom de décoction de Pomponace, dont le savant Morgagni faisait beaucoup de cas.

La tisane dépurative de Vigarous, avec laquelle cet habile chirurgien réparait les maux produits par le mercure.

Le sirop de saint Ambroise, qui a fait la réputation de Rondelet. *La tisane caraïbe*, qui n'est qu'un mélange incohérent de purgatifs très-âcres avec des sudorifiques, ne peut être mise au nombre de ces remèdes. Son usage

(1) *Histoire de la Société royale de médecine*, année 1777.

(2) *Traité des maladies siphilitiques*, page 311.

entraîne trop d'accidens ; et les commissaires, chargés de constater sa composition et ses effets, l'ont rejetée (1).

De l'examen comparatif des résultats des préparations mercurielles, et des remèdes tirés du règne végétal contre les maladies vénériennes, il faut conclure que la méthode mercurielle est toujours dangereuse, et peu sûre dans ses effets pour la guérison radicale ; que la méthode par les végétaux offre toutes les chances possibles de succès pour la guérison, sans crainte d'aucune suite fâcheuse. Il faut convenir aussi que cette dernière exige plus de tems, plus de soins et de précautions.

C'est donc l'avantage réel des végétaux sur les préparations mercurielles dans le traitement des maladies vénériennes qui a donné au Rob antisiphilitique sa grande réputation, et qui l'a fait employer dans tous les pays.

---

(1) *Effets de la tisane caraïbe*, 1779.

SECONDE PARTIE.

HISTOIRE DU ROB ANTISIPHILITIQUE.

Le désir de m'instruire, et celui d'être utile à mes semblables, me conduisirent, dans ma jeunesse, en 1764, à l'hôpital du dépôt militaire de Saint-Denis : là, je fus chargé de suivre le traitement des maladies vénériennes; je vis avec effroi les dragées de Keyser faire périr les sept dixièmes des malades, ou du moins leur donner une vieillesse prématurée que l'homme sensible peut regarder comme la mort.

Ce spectacle effrayant m'engagea à faire des recherches sur les moyens les plus efficaces de combattre ces maladies, et à les suivre avec soin. J'étudiai les vertus des végétaux, soit indigènes, soit exotiques; je lus avec ardeur les ouvrages qui avaient quelques rapports avec les connaissances que je voulais acquérir; je consultai les hommes de l'art, dont les lumières et l'amitié étaient faites pour guider mon inexpérience : et quand j'eus fait longtems, en silence, l'essai de mes forces, je m'élançai dans la carrière.

Je ne citerai point ici les hommes de l'art dont les conseils éclairés aplanirent le sentier difficile et nouveau que j'osais me frayer: presque tous vivent encore; presque tous m'ont protégé au milieu des orages suscités contre moi par la malveillance: qu'il me soit permis de leur offrir ici le juste tribut de ma reconnaissance.

Quant aux ouvrages où je puisai mes connaissances, je ne pouvais, à cause de mon peu de fortune, les avoir en propriété; mais plusieurs dépôts publics me furent ouverts : je citerai entre autres la bibliothèque précieuse de l'ancienne abbaye de Saint-Germain des Prés, qui fut la proie des flammes. Les savans modestes qui en avaient la garde me mirent eux-mêmes sur la voie des ouvrages qui pouvaient étendre mes recherches; et, en ôtant ainsi une partie des épines de mon travail, ils concoururent avec moi à rendre service à l'humanité.

Le principe de la théorie que je me formai, fut que les végétaux que j'employais, n'altérant point la constitution des malades, ne portant point le trouble dans le jeu des organes, aidant l'action de l'économie animale, devaient être préférés, dans toutes les occasions, au mercure, dont l'action doit être considérée, avec raison, comme peu certaine, et toujours dangereuse.

Mais, pour parvenir à la solution entière du problème, j'avais d'autres observations à soumettre à l'examen le plus réfléchi, pour ne point faire d'essais dangereux. Il fallait d'abord découvrir dans les végétaux indigènes ou exotiques les vertus les plus propres à neutraliser le virus vénérien, sans contrarier l'efficacité particulière de chacun d'eux.

Un hasard heureux me mit sur la voie; je guéris des malades abandonnés; et, dans la vue de pouvoir un jour sauver la vie à beaucoup d'infortunés, j'employai tous les moyens susceptibles de perfectionner un remède salutaire, destiné à cicatriser la plaie cruelle qui, depuis près de cinq cents ans, désole la société.

Il fallait ensuite trouver un véhicule qui pût faciliter sa distribution dans la masse du sang, donner du ton aux fibres, augmenter les forces vitales, briser l'humeur, l'évacuer, et opérer ainsi la guérison. Il ne suffisait pas d'avoir trouvé les végétaux les plus efficaces, il était encore nécessaire de savoir les associer, d'en varier les doses suivant l'intensité de leurs vertus, et de les unir de la manière la plus propre à développer leur énergie, pour détruire et expulser la matière morbifique.

Après plus de trente ans d'expériences, je puis donc, avec mon Rob, guérir les affections chroniques, les humeurs scrophuleuses, pourvu que toutes ces maladies aient pour cause un vice vénérien occulte, dégénéré, ou héréditaire.

En général (et je ne crains pas, après trente ans de succès, de donner au public des espérances pour des certitudes), en général, dis-je, tel est l'effet de la composition précieuse que j'ai cherchée et trouvée, qu'elle sollicite et aide la nature, pour dégager des vaisseaux le vice morbifique qui a résisté à tous les remèdes inactifs ou inefficaces, qu'elle augmente les forces vitales du cœur, donne du ton aux fibres vasculaires, neutralise et chasse le virus, tantôt par les sueurs, et tantôt par les urines, qui alors deviennent épaisses, briquetées, et laissent au fond du vase un dépôt plus ou moins abondant. D'après cette théorie, il est aisé de se convaincre que le Rob, spécifique assuré contre la peste vénérienne, agit encore avec quelque énergie dans d'autres maladies qui peuvent avoir avec celle-ci un rapport éloigné, telles que celles qui naissent de l'épaississement de la lymphe, de la dissolution du sang, ou de la détérioration des humeurs.

J'ai attendu, pour annoncer au public mes heureuses expériences, que les conditions essentielles de mon problème médical fussent remplies, c'est-à-dire que les effets salutaires de mes préparations végétales fussent bien constatées ; que je fusse assuré que ce spécifique serait toujours efficace, qu'il pourrait être appliqué aux enfans, aux vieillards et aux femmes enceintes ; enfin à tous les individus malades, et menacés de succomber à l'intensité du mal ou à l'effet violent du remède, qui, au lieu de le détruire, rend souvent l'état du malade plus fâcheux.

C'est en 1777, qu'heureux d'avoir rendu à la vie et à la santé quelques malades renvoyés des hôpitaux comme incurables, je me présentai chez l'intendant de Paris, M. Berthier, avec cette confiance intime d'une conscience pure, qui s'applaudit de ne travailler que pour le bien de l'humanité.

Ce magistrat, qui ne voulait accorder sa

protection qu'à l'efficacité reconnue du Rob, consentit à faire l'épreuve de mon remède, mais à condition que ce serait à mes frais. J'acceptai la proposition. L'épreuve fut faite, aux casernes de Saint-Denis, sur trois soldats de recrue du corps des pionniers. Ce fut Poissonnier Desperrières, médecin de la généralité, et le docteur Lebreton, chirurgien et accoucheur, qui se trouvèrent chargés de surveiller ces expériences.

Comme il était de ma délicatesse d'écarter jusqu'à l'ombre du soupçon, j'obtins de M. l'intendant que les trois malades seraient placés dans une chambre particulière, dont la porte serait fermée de trois clefs, qu'on m'en remettrait une, et que les deux autres seraient confiées aux agens du magistrat, pour que tout accès, quand je serais seul, me fût interdit. On posa une sentinelle à la porte extérieure, et une garde dans l'intérieur de l'appartement où se faisait l'expérience.

Non content de ces mesures, mon spécifique fut enfermé dans une armoire à trois clefs, et le vase qui le contenait fut scellé du cachet de l'intendant, de celui du médecin qui suivait l'expérience, et du mien.

Ces trois cachets étaient brisés et remis par

les préposés du magistrat toutes les fois qu'on administrait le remède : je ne me permettais pas même de préparer les tisanes et la nourriture des trois soldats, afin d'éloigner toute idée que je pusse y insérer des préparations mercurielles.

Les trois malades, quand je les entrepris, se trouvaient dans un état de délabrement qui faisait craindre pour leur vie : je les traitai ; et, à l'époque que j'avais annoncée, ils se trouvèrent parfaitement guéris.

Une pareille cure était faite pour étonner les incrédules, et pour convaincre les sceptiques de bonne foi. Le magistrat, qui n'était pas circonvenu par les envieux, ne se refusa point à l'évidence, et il informa à l'instant de mes succès les ministres des différens départemens.

J'étais autorisé, d'après une expérience aussi solennelle, à solliciter un arrêt du conseil qui donnât à mon Rob antisiphilitique la sanction du gouvernement. Ce titre ne parut qu'au 12 septembre 1778 ; et un excès de prudence, que je n'ose blâmer, de la part du médecin qui avait surveillé le traitement des casernes de Saint-Denis, m'avait obligé dans l'intervalle, à répéter, plus en grand, ma première expérience.

Pour ne point donner à mon remède des éloges qu'il doit tenir des faits et non de ma plume, je vais me contenter d'extraire sur ce sujet l'arrêt même du conseil.

« Quoique la première épreuve du Rob ait » eu tout le succès qu'il était possible d'en es- » pérer, ainsi qu'il résulte des procès-verbaux » dressés pour constater l'état des trois ma- » lades de Saint-Denis, et leur guérison, » M. Poissonnier Desperrières ne l'a pas trou- » vée suffisante pour porter un jugement cer- » tain sur l'efficacité du remède. »

Je fus donc obligé par les médecins à recommencer à mes frais, avec les précautions déjà employées, et sur un plus grand nombre de sujets, l'épreuve des casernes de Saint-Denis : on invita même tous les médecins à suivre le traitement. Douze se rendirent exactement au lieu de l'expérience, et signèrent les procès-verbaux.

Fort de ma conscience et de mes moyens, je ne demandais que des malades et des juges. Leur nombre, loin de m'effrayer, m'encouragea, et j'acceptai les propositions du gouvernement.

D'après les ordres du lieutenant-général de police, il fut choisi à Bicêtre douze malades dans un état déplorable, et sur lesquels tous les remèdes connus jusqu'alors avaient été infructueux. Il s'en trouva même parmi eux trois qui avaient été déclarés incurables par les chirurgiens de Bicêtre, et par les médecins qui suivirent l'expérience, comme l'attestent les procès-verbaux de réception et de guérison.

Tous ces grands maîtres de l'art, dont le nom seul fait l'éloge, étaient MM. Borie, Geoffroi, Poissonnier, Darcet, Paulet, Desperrières, Vicq-d'Azir, Charles Leroy, Andry, Bucquet, Mauduit et Vernier.

Telle était l'efficacité de mon remède dès sa naissance, et avant qu'une longue expérience l'eût porté à son point de perfection, que l'attente des médecins se trouva remplie : les douze malades, choisis à Bicêtre, se prêtèrent à mon traitement, et furent radicalement guéris.

Quels que fussent les préjugés des corps à cette époque, ils cédèrent à l'évidence : mes juges qui avaient vu ma bonne foi, qui s'étaient convaincus de la sûreté de ma méthode, ne balancèrent pas à suivre l'impulsion de leur conscience, et attestèrent unanimement toutes les cures que leurs yeux avaient vu opérer par mon Rob. Le concert de tant de médecins d'une probité irréprochable, ne saurait se présumer d'une manière qui prête à la malveillance, surtout quand il s'agit d'un remède que la médecine ne connaît pas ; aussi l'expérience sur les malades de Bicêtre fit une grande sensation dans la capitale.

Cependant la réputation du Rob étonnait, sans persuader les chirurgiens qui tenaient à d'anciens préjugés : comme ils n'avaient pas le courage de revenir sur leurs pas, ils se retranchèrent dans cet argument.

« Le mercure est le seul spécifique qui guérisse radicalement le mal vénérien ; or le Rob guérit ; donc c'est une préparation mercurielle déguisée. »

La théorie de l'art de guérir les maladies vénériennes par les végétaux n'était pas alors assez connue pour qu'on pût attaquer l'absurde majeure de ce syllogisme ; mais la meilleure preuve qui reposait sur un fait pouvait être confirmée par la chimie, qui naturellement anéantissait la conséquence ; et ce fut par là que mes détracteurs furent réduits au silence. Il est certain que si le Rob contenait du mercure, on l'eût trouvé, et on le trouverait encore par l'analyse. Aussi les commissaires qui ne prenaient part à ma querelle avec les ennemis de mon spécifique, que par intérêt pour l'humanité, s'adressèrent-ils à deux des chimistes de la capitale les plus connus par leurs lumières et leur probité, aux célèbres Darcet et Bucquet. Ceux-ci, chargés par la Société de médecine de décomposer mon remède, prirent chacun une bouteille de celui qui avait servi aux expériences faites sur les malades de Bicêtre, et qui était encore sous les sceaux des commissaires, et travaillèrent à part, sans se communiquer leurs procédés: le résultat fut le même dans les deux laboratoires, et le mercure, qui n'entre point dans la composition de mon Rob, ne put s'y trouver par l'analyse.

Cependant les deux chimistes, obsédés par les enthousiastes du mercure, se défiant peut-être trop de leurs lumières, mirent à leur rapport une restriction qui semblait faite pour laisser subsister quelques nuages. Tout en déclarant que, d'après l'analyse la plus exacte, ils n'avaient trouvé dans le Rob aucune trace de mercure, ils ajoutèrent qu'ils n'osaient assurer qu'il n'en contînt pas : cette restriction, dernier hommage rendu à une vieille idée qu'il était encore dangereux de combattre, ne fit aucun effet sur les médecins, qui, à portée d'apprécier les lumières des deux chimistes dans l'art des décompositions, sentaient que, puisque le mercure avait échappé à leurs recherches, c'est que mon Rob n'en contenait point; mais les hommes superficiels et envieux, dont fourmillent les capitales, tirèrent parti de l'excessive circonspection de MM. Darcet et Bucquet pour infirmer leur analyse; et, partant toujours du principe erroné, qu'on ne pouvait faire disparaître le virus vénérien sans les préparations mercurielles, ils imaginèrent que, si le Rob était sans mercure, j'en avais inséré dans la tisane des malades guéris à Saint-Denis et ailleurs.

Il était aisé de forcer la malveillance dans son dernier retranchement, en rappelant que, dans les deux traitemens faits sous la surveillance de l'autorité, les mêmes mesures de précaution qui avaient été prises pour l'administration du Rob, l'avaient été aussi pour celle des alimens et de la tisane; mais il me restait un moyen sûr de réduire au silence l'incrédulité et la mauvaise foi la plus obstinée, et ce moyen, je m'empressai de l'employer. Il consistait à offrir et à donner mon spécifique à tous les gens de l'art qui voudraient en faire usage, leur laissant la liberté d'administrer eux-mêmes la tisane dont la composition leur était réservée, et m'interdisant toute relation avec les malades dont ils entreprendraient le traitement. Maloyauté et ma franchise eurent les succès que j'étais en droit d'en attendre ; des médecins connus, et, entr'autres, le plus grand nombre des commissaires qui surveillèrent mes malades de Bicêtre, firent en particulier de nouveaux essais de mon spécifique sur des malades qui m'étaient parfaitement inconnus, leur donnèrent des tisanes faites de leurs mains, et les guérirent parfaitement.

Ces derniers succès du Rob n'étaient point de nature à rester ensevelis dans le silence ; et je dois la justice aux commissaires, qu'ils ont mis dans la déclaration de ces expériences tout l'empressement et toute l'honnêteté que l'opinion publique devait attendre de leur justice, de leurs lumières et de leur probité.

Tel était l'état des choses quand je demandai l'autorisation du gouvernement ; ma requête, motivée sur des succès trois fois reconnus et avérés, fut envoyée au premier médecin, M. Lassône, à qui je m'empressai de communiquer la composition de mon remède. Il la fit passer à la Société de médecine, qui, après avoir nommé des commissaires pour rédiger le rapport qu'on lui demandait, le fit de la manière la plus judicieuse.

Peu de tems après, les pièces furent présentées au conseil-d'état, revues avec attention ; et il intervint un arrêt, en date du 12 septembre 1778, qui me donna le titre que je demandais.

Cet arrêt est un de ceux où la sagesse du gouvernement éclata davantage : pour ne laisser aucune prise au charlatanisme, accoutumé à éluder les meilleures dispositions de la loi,

Il fut statué « que mon Rob ne serait administré que sous la direction des hommes de » l'art : on nomma spécialement pour Paris » deux commissaires-inspecteurs, chargés de » suivre les effets du remède, d'examiner les » malades qui voudraient y avoir recours, et » de rendre un compte exact et journalier des » traitemens, afin de le faire protéger ou proscrire. »

Le choix était tombé sur MM. Andry et Paulet, tous deux docteurs régens de la Faculté de Paris, et membres de la Société de médecine, tous deux célèbres par des ouvrages dont les hommes de l'art connaissent tout le prix. Ils ne sacrifièrent point leur conscience à d'antiques préjugés. Le docteur Paulet fit insérer dans la *Gazette de Santé* que, d'après son expérience, le Rob agissait et guérissait sans accident et sans inconvéniens ; le docteur Andry, non moins respectable par sa franchise et ses lumières, me rendit les témoignages les plus authentiques, soit verbalement, soit par écrit. Le premier médecin, M. Lassône lui-même, qui avait guéri en son particulier deux malades avec mon Rob, ne le dissimula pas à la Société de médecine, même en présence de ses confrères qui mettaient le plus grand intérêt à en douter.

Cependant l'arrêt du conseil s'imprime, s'affiche et se distribue : j'en fais hommage à tous les médecins et chirurgiens connus, soit de la capitale, soit de la France entière, en les invitant à faire des essais d'un spécifique dont treize médecins attestent l'efficacité, qui a mérité l'approbation de la Société de médecine et la sanction du gouvernement.

Les journaux rendent compte de ce qui s'est passé, pour constater les résultats heureux des premiers traitemens ; la confiance s'établit par les cures qui se multiplient, et de toutes parts on me demande des entrepôts pour la distribution de mon remède.

La malveillance ne tarda pas à s'alarmer de la protection accordée à mon Rob par le gouvernement, et encore plus des succès qu'il obtenait contre les partisans des préparations mercurielles. Il se forma une ligue puissante entre les empiriques, dont les méthodes dangereuses, mais lucratives, tombaient dans le discrédit. Ils me représentèrent comme un imposteur plus adroit qu'eux, ou du moins plus heureux. Ils répandirent que j'avais surpris la religion de mes juges, et propagèrent avec tant d'audace ces assertions calomnieuses, que, peu à peu, la Société de médecine craignit de se trouver compromise.

Ici se renouvela le fameux reproche qui dérivait de la restriction que les célèbres chimistes Darcet et Bucquet avaient cru de la prudence de mettre dans leur rapport d'analyse : on débita, d'après une foule d'hommes éclairés qu'on eut l'adresse de cacher dans le vague de l'anonyme, que le Rob était composé d'élémens mercuriels, mais qu'il était aisé, quand ce métal, réduit à une très-petite dose, se trouvait disséminé dans une substance muqueuse et sucrée, de le masquer avec tant d'art, qu'il était impossible de le trouver dans l'analyse.

Ma réponse fut simple. Quelques papiers

publics la répandirent, et propagèrent la vérité, comme tant d'autres avaient propagé le mensonge. Tout le monde avouait que les maladies vénériennes, pour peu qu'elles fussent invétérées, et surtout compliquées avec d'autres maladies, telles que les affections nerveuses et scorbutiques, ne pouvaient être guéries que par de longs traitemens, quand on employait les préparations mercurielles.

Or, mon spécifique, d'après les expériences journalières, les guérissait toutes, et ne prolongeait pas le traitement; on était donc fondé à reconnaître que si le Rob ne contenait qu'une petite dose de mercure dans ses élémens, les effets de ce minéral seraient nuls : de là la conséquence si naturelle, que l'efficacité du Rob est due à celle des végétaux qui en sont l'essence, et, par suite, que le mal vénérien peut être radicalement et promptement guéri sans mercure.

A cette réponse péremptoire aux yeux de la bonne foi, s'en joignit une autre non moins décisive, que je tirais de la méthode d'administrer mon remède d'une manière entièrement contraire à celle qu'emploient les gens de l'art qui ont le malheur de ne traiter leurs malades qu'avec le sublimé en dissolution, ou d'autres préparations mercurielles.

Ma méthode consiste à donner deux fois par jour la même dose de Rob pendant le cours du traitement jusqu'à la guérison radicale ; à mettre dix heures d'intervalle entre l'administration de chaque dose, et à n'en faciliter l'introduction dans tous les viscères qu'à l'aide d'une tisane de salsepareille. S'il entrait du mercure dans le Rob, et surtout du mercure combiné avec l'acide muriatique, je donnerais au malade, en commençant, une petite quantité du spécifique, que j'augmenterais graduellement ensuite, pour préserver le malade du danger de sa grande activité ; je modifierais cette composition terrible avec du lait, de l'eau d'orge, et d'autre adoucissans admis dans la théorie de Van-Swieten.

Toute cette doctrine tient aux premiers élémens de l'art parmi les médecins qui sont attachés aux préparations mercurielles : traiter les malades avec le sublimé, d'après la méthode de l'administration du Rob, ce serait courir les mêmes risques, et non les guérir.

Mais tous ces raisonnemens, destinés aux gens de l'art, pouvaient échapper à des esprits superficiels ; je résolus de frapper un coup décisif pour attaquer le pyrrhonisme, acharné contre moi, jusque dans ses derniers retranchemens.

Je priai la Société de médecine de nommer des commissaires pour composer mon Rob, et en particulier des chimistes de son choix qui achèteraient eux-mêmes les végétaux que je leur indiquerais, composeraient mon remède, et traiteraient par ma méthode des malades incurables que je ne pourrais voir qu'après leur guérison ; c'était le moyen le plus sûr, suivant cette compagnie éclairée, de démontrer d'abord la non existence du mercure dans mon Rob, ensuite l'identité de sa composition avec celui qui sortait de mon laboratoire, et par conséquent de ramener tous les esprits, en dissipant tous les doutes.

Possesseur paisible de mon titre, dont j'observais, avec un scrupule religieux, toutes les conditions, si j'avais été moins fort de ma théorie et de mes moyens, je pouvais attendre du tems une révolution que les cures surprenantes que j'opérais tous les jours devaient nécessairement amener. Mais j'attachais trop de prix à l'opinion publique pour ne pas lui sacrifier mon repos, tant qu'il resterait quelques moyens de dissiper ses incertitudes ; et, malgré les craintes qu'on cherchait à m'inspirer sur ma condescendance, je me décidai à communiquer la composition de mon remède.

Le 4 janvier 1779, j'écrivis à la Société de médecine assemblée ; je la remerciai d'avoir accepté la proposition que je lui avais faite de composer elle-même mon Rob : j'ajoutai que je craignais si peu le concours des lumières, par rapport à mon spécifique, qu'au lieu de deux commissaires, j'en demandais quatre pour l'examiner et le composer.

La réponse de la Société ne me parvint que le 12 de mars : on m'y apprenait que le nombre des commissaires avait été porté à sept ; je les acceptai tous, et les priai de fixer le jour pour commencer l'épreuve définitive.

Ces commissaires, auxquels un huitième fut adjoint dans la suite, avaient tous, par leur probité et par leurs lumières, le plus grand poids dans l'opinion publique. C'étaient MM. Lassône, Macquer, Geoffroy, Lorry, Bucquet, Poultier, de la Salle, Montigni, et le duc de la Rochefoucauld.

Dans une séance du 16 mars, à la fin de laquelle j'assistai, le jour fut fixé par les commissaires au 30 du même mois. Ce fut le chimiste Macquer qui fut chargé de se procurer, dans l'intervalle, toutes les drogues nécessaires; j'observai qu'il y en avait quelques-unes qu'on ne trouverait que difficilement, si ce n'est dans mon laboratoire; mais j'offris, en les remettant, de les soumettre à tous les procédés chimiques, pour démontrer qu'aucune dissolution de sublimé n'en altérait l'organisation élémentaire : les membres de la Société ne purent se persuader qu'il manquât dans Paris une drogue connue dans les pharmacopées, et ils persistèrent à vouloir que leur collègue se les procurât, sans communiquer avec moi.

Le célèbre Macquer m'écrivit, le 21 janvier 1779, qu'une partie des drogues qui entraient dans la composition de mon remède ne se trouvait point dans Paris : je me hâtai de porter chez lui plus du double de ce qui lui manquait, et je le priai de soumettre l'excédant à toutes les analyses chimiques, pour s'assurer qu'il n'y entrait aucune préparation mercurielle. J'instruisis de ce fait tous les commissaires par une lettre particulière, dont il n'est pas inutile de rapporter ici la substance.

« .... Il ne m'appartient pas, Messieurs, de vous indiquer des procédés d'analyse : vous savez mieux que moi que, quelque forme que prenne le mercure qu'on a introduit dans une liqueur sucrée avec l'extrait de divers végétaux, si on verse dans le mélange une quantité d'esprit de nitre rectifié, suffisante pour lui faire contracter un goût légèrement acide, le mercure se précipite, et se retrouve, au moyen d'une lame de cuivre bien nettoyée, avec le même esprit de nitre qu'on a employé à l'analyse.

» Or, si les corps mucilagineux et sucrés que le fluide renferme ne gênent point l'action de l'esprit de nitre, à plus forte raison l'épreuve sera-t-elle victorieuse sur une simple décoction des végétaux que M. Macquer tient de moi; drogues qui n'étant nullement en proportion par leur volume avec celles que ce chimiste a lui-même trouvées dans Paris, devraient contenir une prodigieuse quantité de mercure, dans l'hypothèse si erronée que le Rob doit au mercure sa vertu antivénérienne.

» Je ne me permets plus qu'une observation: ma méthode pour composer le Rob est de faire usage de vaisseaux de cuivre non étamés: or, vous savez quelle est l'action du mercure sur ce métal. Si donc, après la confection opérée par les commissaires, le cuivre du vase se trouve le plus légèrement affecté, je consens que vous rejettiez mon spécifique de la classe des remèdes antivénériens. »

La Société de médecine, après avoir délibéré sur la franchise de mon procédé, et sur ma lettre, me donna des éloges unanimes, et arrêta que, pour donner au chimiste Macquer le tems de faire venir les drogues qui lui manquaient, et que la Société avait refusé de recevoir de moi, l'épreuve définitive serait renvoyée à six mois.

Un intervalle aussi long pouvait être justifié par le désir que témoignaient les commissaires de s'entourer de toutes les lumières ; mais il servit singulièrement à la malveillance pour calomnier, avec une ombre de succès, le Rob destiné à ensevelir dans l'oubli tant de recettes antivénériennes, qui tuent ou ne guérissent pas.

On répandit que la commission avait reconnu que mon Rob n'était autre chose qu'une bouillie de sublimé, et que, dans sa juste indignation, elle avait couvert l'auteur d'ignominie, et proscrit son remède.

Les hommes pervers qui imaginaient ces calomnies savaient mieux que personne que mon Rob ne contenait aucune préparation mercurielle, et qu'il était même physiquement impossible qu'il en renfermât : ils ignoraient encore moins que la commission n'avait pas cessé un moment de me donner des témoignages d'estime et de confiance ; mais ils parlaient à des hommes faibles, qui allaient au devant de l'imposture. Le délai du jugement, dont ceux-ci ignoraient les motifs, ajoutait quelque poids à leurs perfides insinuations ; ils se consolaient de l'infamie dont ils seraient couverts à l'avènement de la lumière, par le mot : « Calom-» nions toujours, la blessure se ferme, mais » la cicatrice reste. »

C'est au milieu de cette attente générale, long-tems trompée, que parut une brochure de Bucquet, ayant pour titre : *Rapport sur le Rob antisiphilitique :* on se le communiqua avec empressement ; les hommes de bonne foi y virent l'éloge raisonné de mon spécifique ; les malveillans, induits volontairement en erreur par l'intention que manifeste l'auteur de ne point fronder trop ouvertement les préjugés du tems, commentèrent cet écrit au gré de leur haine. Je soumettrai ce rapport, que je conserve, à un examen aussi impartial que si l'objet en était étranger à ma cause ; je me contenterai d'observer ici que l'extrême circonspection de Bucquet ne lui a jamais fait faire un pas rétrograde vers les opinions de mes ennemis : il était trop éclairé pour ne pas saisir les avantages d'un spécifique dont il avait suivi les épreuves, et signé les succès ; d'ailleurs, ses connaissances en chimie l'assuraient intimement, ainsi que son illustre collègue M. Darcet, que les procédés ingénieux dont ils avaient séparément fait usage pour trouver du mercure dans le Rob, auraient démontré sa présence, s'il y avait existé : aussi déclarent-ils partout, avec franchise, qu'aucun de leurs résultats ne leur a présenté de combinaison des végétaux avec une préparation mercurielle. L'unique tribut qu'ils paient aux préjugés du tems, c'est que leurs connaissances en analyse ont pu être mises en défaut par une manière inconnue jusqu'à présent de déguiser dans une liqueur sucrée la présence du mercure.

Ils terminent l'analyse en annonçant que bientôt le public, éclairé par le résultat des expériences de la nouvelle commission, n'aura plus de doute sur la vérité de mes assertions.

Enfin le jugement de la Société intervint ; il est du 20 avril 1780 ; et cette compagnie savante l'a fondé sur la cure radicale de six malades choisis parmi les plus désespérés des hôpitaux de la capitale, cure opérée, sous les yeux des commissaires, avec le Rob qu'ils avaient eux-mêmes préparé.

Les conclusions renferment quatre articles que je vais transcrire littéralement :

« La Société pense, 1°. Que le Rob, tel » qu'il a été préparé, ne contient point de » mercure ;

» 2°. Que le remède et la méthode peuvent » guérir les maladies vénériennes confirmées » et désespérées ;

» 3°. Que cette méthode n'exclut point les » traitemens particuliers accessoires, les pré- » cautions et les modifications relatives aux » circonstances qu'il est impossible de dési- » gner, et qui doivent être laissés à la pru- » dence du médecin ;

» 4°. Que ce remède, ne contenant point de » mercure, peut devenir surtout utile dans » tous les cas où l'on aurait quelques incon- » véniens à craindre de l'usage, soit intérieur, » soit extérieur, des préparations mercu- » rielles, telle que serait, par exemple, une » complication des virus vérolique et scorbu- » tique, etc. »

D'après un examen aussi approfondi du Rob

antisiphilitique, examen précédé de tant d'analyses chimiques, accompagné de tant de cures prodigieuses opérées sous les yeux et par les mains d'hommes que d'anciens préjugés invitaient le plus à s'en défier, je puis donc tirer la conséquence qu'il existe dans la classe des végétaux un spécifique supérieur à toutes les préparations mercurielles, et qui opère la cure radicale des maladies vénériennes désespérées.

Le rapport de la Société de médecine, du 20 avril 1780, acheva de légitimer la confiance dont on m'honorait, soit en France, soit dans les pays étrangers.

Je fus chargé, le 1er avril 1781, par le ministre de la marine, M. de Sartine, de fournir mon Rob pour le service des vaisseaux et de tous les hôpitaux de la marine : témoignage d'estime et de confiance de la part du gouvernement, qui fut renouvelé le 8 août 1788, par M. de la Luzerne, alors ministre de la marine, et qui l'a été depuis par la plupart de ses successeurs.

Depuis j'ai toujours joui de la confiance dont j'ai été honoré.

Le 9 vendémiaire de l'an 3, sur le rapport de la commission de commerce, le comité de salut public, qui représentait alors le gouvernement français, me donna la liberté d'exporter mon remède partout où l'intérêt de l'humanité l'exigerait, et ordonna aux employés des douanes d'en laisser sortir les caisses, sans acquits à caution.

Depuis cette époque, j'ai eu des témoignages très-flatteurs, et souvent répétés, de la confiance du gouvernement : on pourra en juger bientôt par les procès-verbaux des cures que j'ai opérées sur des vénériens désespérés, à l'invitation du ministre de l'intérieur et des membres du Directoire.

« Sur le rapport de la commission de commerce, d'après les motifs et considérations qui y sont énoncés, le comité de salut public arrête que le sieur Boyveau Laffecteur pourra exporter de la république telle quantité qu'il voudra de son remède en bouteilles de pinte, pesant chacune trente-deux onces. »

» Les employés aux douanes laisseront sortir lesdites bouteilles, sans exiger d'acquits à caution, le sieur Boyveau Laffecteur en étant dispensé par ces présentes. Les membres du comité de salut public, R. Lindet, Treillard, Eschassériaux, Carnot, Thuriot, J.-F.-B. Delmas, Merlin (de Douai). »

Comme il est de la plus grande importance pour ma théorie sur les maladies vénériennes de leur donner pour base les faits, et les faits dans leur simple moralité et la plus grande exactitude, j'ai pris le parti de transcrire, sans note et sans commentaire, une partie des actes originaux qui servent de fondement à cet essai : on les trouvera dans la quatrième et dernière partie de l'Ouvrage.

TROISIÈME PARTIE.

CHOIX D'OBSERVATIONS DE CURES EXTRAORDINAIRES OPÉRÉES PAR LE ROB ANTISIPHILITIQUE.

Pour mettre un certain ordre dans l'exposé de ces observations intéressantes, je commence par rapporter celles qui m'ont été communiquées par les médecins et les chirurgiens de la capitale et des départemens; je donne ensuite quelques-unes de celles qui m'ont paru les plus curieuses dans ma pratique. Plusieurs de ces dernières guérisons ont été opérées publiquement dans les hospices, ou sous les yeux des hommes les plus distingués par leurs connaissances et leur rang.

Je prie MM. les médecins et chirurgiens, dont le peu d'espace qui me reste à remplir pour terminer cette brochure m'oblige à circonscrire leurs procès-verbaux et leurs observations, de ne point me savoir mauvais gré de mes simples analyses.

Observation de MM. Duret, Aufroy et Lebreton, chirurgiens.

Une simple gonorrhée et un chancre, traités plusieurs fois infructueusement par toutes les méthodes mercurielles connues, avaient tellement vicié la masse du sang d'un malade, qu'à la longue, malgré trois traitemens, il lui était venu au visage sept ulcères de la plus mauvaise nature; qu'il avait sur son corps plusieurs dépôts pleins de pus, de la grosseur d'une noisette, et que la violence du virus avait carié la majeure partie des os du nez, de la face, et emporté la voûte palatine. Ces symptômes effrayans firent juger la maladie incurable. Elle a été guérie par le Rob en cinquante-six jours.

Observation de M. Rossignol, docteur en médecine, à Grasse, département du Var.

Un malade, manqué deux fois par le mercure, avait pour principaux symptômes consécutifs un abcès fistuleux à la voûte du palais, qu'il fallait ouvrir de tems en tems avec le bistouri, un ulcère au fond du gosier, des pustules sur toute la surface du corps, un sarcocèle et une exostose à la malléole interne droite.

En moins de deux mois de traitement par le Rob, tous ces accidens disparurent, et le sujet jouit d'une santé parfaite.

Observations de M. Génouville, ancien chirurgien de première classe des hôpitaux militaires.

Première. — Madame Mel***, du département de la Meurthe, affectée de douleurs lancinantes au bras gauche, au côté droit et dans d'autres parties du corps, avait été opérée, à Nanci, d'une tumeur à la partie supérieure du front, par M. Valantin, chirurgien; il fit disparaître en même tems une carie qui s'y était formée. Arrivée à Paris, plus tourmentée et plus malade que jamais, elle fut présentée à M. Génouville. Il lui reconnut une exostose à la partie inférieure de l'humérus gauche, et une fracture à la septième côte vertébro-sternale; il fit disparaître en cinq semaines le dernier accident avec un emplâtre de vigo et un bandage de nature à contenir la fracture.

L'exostose et les douleurs qui l'accompagnaient furent rebelles; on essaya, d'après les anciennes méthodes, de faire prendre à la malade des pilules dans lesquelles il entrait du mercure doux; ce traitement ne servit qu'à faire paraître une nouvelle exostose à la partie supérieure du sternum, et surtout une tumeur sur le sourcil gauche, qui, accrue en peu de tems jusqu'à la grosseur d'un œuf, comprima le globe de l'œil et menaça de détruire l'organe. Alors M. Génouville se détermina à faire usage du Rob antisiphilitique : l'effet surpassa ses espérances; en quinze jours, le sommeil fut parfaitement rétabli. Six bouteilles du Rob réduisirent à la grosseur d'une noisette la tumeur qu'il s'était proposé d'extirper, parce qu'elle semblait résister au nouveau traitement. La malade en prit trois autres; alors les deux exostoses, la tumeur de l'œil, ainsi que les douleurs ostéocopes, disparurent.

Deuxième. — M. Génouville, étant professeur d'anatomie et de chirurgie à Grenoble, on lui présenta une malade de Pierre-Latte, affectée de deux ulcères rongeurs au visage, dont l'un avait dévoré la joue, carié l'os de la pommette, et l'autre l'arcade surcilière du coronal. Les traitemens mercuriels auxquels on l'avait assujettie depuis deux ans n'avaient fait qu'irriter ses maux : il lui fit prendre huit bouteilles du Rob antisiphilitique; elles rétablirent le sommeil et détergèrent les ulcères :

quatre autres achevèrent la guérison, qui fut si complète et si solide, qu'au bout de dix ans, ayant revu la malade, elle parut avoir recouvré toute son ancienne vigueur. Il est à observer que son mari et ses enfans n'ont jamais été malades.

Troisième. — Mme ***, demeurant à Paris, rue Guénégaud, avait deux ulcères vénériens, dont l'un avait produit une carie au grand angle de l'œil; l'autre avait rongé la voûte palatine, et détruit une grande partie du voile du palais. Consulté par cette infortunée, M. Génouville lui fit prendre le Rob antisiphilitique, dont sept bouteilles opérèrent la guérison; il ne lui reste d'autre incommodité qu'un nasillonnement et une déglutition difficile.

Quatrième. — Mme ***, résidant à Paris, avait à la tête plusieurs ulcères avec carie à la partie supérieure du coronal, qu'accompagnaient des douleurs ostéocopes, et une insomnie continuelle; des remèdes analogues à sa maladie lui furent administrés, qui ne firent que la pallier; deux ans s'écoulèrent : voyant son état empirer, M. Génouville lui fit prendre, de concert avec M. Boyveau, huit bouteilles de Rob, qui opérèrent une guérison complète.

Cinquième. — M. ***, demeurant rue de la Chaise, fut atteint il y a six ans d'un bouton dartreux au grand angle de l'œil; il fut traité par les amers et les purgatifs, qui dissipèrent cette maladie, au moins en apparence: l'année suivante, la maladie reparut avec plus d'intensité; le même traitement fut recommencé; mais ayant été interrompu, le mal fit des progrès. Au bout de trois ans, le malade avait un ulcère profond au grand angle de l'œil droit: cet ulcère avait quelques caractères cancéreux: M. Génouville appliqua la poudre escarotique du frère Côme, fit prendre intérieurement les amers et les purgatifs drastiques; l'ulcère se détergea après la chute de l'escare; il fut pansé méthodiquement, et devint tel qu'on put prévoir le moment où la cicatrice serait complète. Quelque tems après le malade fit une chute de dessus son siége; il survint des boutons autour de la cicatrice qui s'ouvrit, et l'ulcère s'étendit plus loin qu'il n'avait fait encore; il se forma quelques escares qui, en tombant, laissèrent plusieurs os à découvert: ces parties d'os s'exfolièrent successivement, au point que toute la paroi interne de l'orbite fut détruite, depuis les apophyses montantes de l'os maxillaire jusqu'à l'os *unguis*, l'os *planum*, et une partie des grandes ailes du sphénoïde. La carie faisait tous les jours des progrès ; des douleurs au dessus de l'orbite tourmentaient cruellement le malade : ayant été questionné sur sa vie passée, il a toujours répondu n'avoir jamais eu aucun symptôme de maladie vénérienne (1) ; malgré cela, M. Génouville l'engagea à prendre le Rob ; à mesure que le malade usait de ce moyen, les douleurs se dissipaient, la plaie se détergeait, et il se faisait de tems en tems des exfoliations qui laissaient à découvert un fond grenu et vermeil.

Il en prit douze bouteilles ; la cicatrice s'est faite en partie sur les os ; mais comme ceux-ci ne prêtent pas, il reste un grand vide qui laisse à découvert la cloison des fosses nasales en dedans, et le côté interne du globe de l'œil en dehors ; celui-ci est détaché de la paroi interne par l'exfoliation de la portion du coronal qui donne attache à la poulie du muscle

(1) Sa femme jouit d'une santé parfaite, quoique âgée.

grand oblique, et il est porté en dehors par l'action du muscle abducteur.

Cet homme, qui se porte bien, est obligé de couvrir cette partie pour empêcher le contact de l'air et cacher sa difformité. Il continue son état de loueur de carrosses.

Sixième. — M. D***, marchand de vin, âgé de trente-cinq ans, père de quatre enfans bien sains, ainsi que la mère, fut attaqué de douleurs de tête qui devinrent continuelles après avoir été périodiques ; il a souffert pendant dix-huit mois des tourmens inouïs, et a employé inutilement tous les remèdes connus.

M. Génouville, en examinant la tête du malade, distingua parfaitement la désunion et l'écartement des os du crâne. Toutes les sutures s'étant disjointes, laissaient entre leurs dentelures un espace de six lignes. Dix bouteilles de Rob délivrèrent le malade de toutes ses douleurs après deux mois de traitement.

Les forces, le sommeil, l'appétit et l'embonpoint revinrent ; seulement la réunion des os fut plus de deux ans à s'opérer. Ce particulier, depuis son traitement, jouit d'une parfaite santé. Il s'est fait un vrai plaisir de raconter lui-même sa guérison à toutes les personnes qui ont désiré s'en convaincre.

Septième. — M. S. N. avait été affecté de plusieurs symptômes vénériens, dont on l'avait guéri en apparence; mais, au bout de quelques années, il lui survint une exostose au coronal, une autre aux os propres du nez, avec une tache rouge et élevée sur l'aile du nez, de la largeur d'environ une pièce de vingt-quatre sous; cette tache semblait être formée de l'agrégation de plusieurs petits grains rouges, ressemblant à ceux de la framboise, et remplis d'une sérosité rougeâtre.

Le Rob fut conseillé, il en prit sept bouteilles; le premier effet de ce moyen fut de faire renaître un écoulement gonorrhoïque; ce qui fut regardé comme d'un bon augure: les autres symptômes furent entièrement dissipés, et le malade jouit d'une bonne santé.

Tous les malades qui font les sujets de ces observations existent, et les faits cités peuvent être constatés.

Remarques sur les observations de M. Génouville.

Il est difficile, d'après ces observations, d'avoir quelque doute sur le principe virulent des maux que le Rob guérit si bien ; cependant aucune de ces femmes n'en avait les symptômes aux parties génitales, du moins pendant le traitement, et deux d'entre elles attestaient qu'elles n'y en avaient jamais remarqué.

Le mal vénérien est un vrai prothée qui se modifie de cent façons différentes, et ses ravages sont d'autant plus grands, que, d'après un traitement mercuriel méthodique, les premiers symptômes ont disparu.

Cette autorité, en faveur de l'efficacité de mon Rob, est d'autant plus grande, qu'elle est d'un homme de l'art qui joint à ses lumières la longue expérience des hôpitaux. M. Génouville a observé aussi que les méthodes ordinaires aggravent singulièrement le mal vénérien dans les climats chauds et sur le bord des mers ; il dit expressément qu'il y a rencontré bien moins de victimes du mal, que du remède destructeur qu'on emploie pour le guérir.

Observation de M. Boyer, chirurgien en chef de la Charité de Paris, et de M. Caillot, alors son élève, et actuellement professeur de chirurgie à l'école de Strasbourg.

Mme N...., âgée de vingt-huit ans, et parfaitement saine jusqu'à son mariage, se trouva incommodée, peu de tems après cette époque, d'une tumeur dont le siége était dans l'épaisseur de la grande lèvre, qui roulait entre les doigts, et se présentait sous l'aspect d'une glande lymphatique engorgée : les traitemens ordinaires ne firent qu'aigrir le mal et l'accompagner de douleurs de tête et d'insomnie. De nouvelles tentatives ne furent pas plus heureuses ; à cette position alarmante se joignirent des ulcères au gosier et une éruption de taches sur tout le corps, semblables à celles que laisse la petite vérole.

M. Boyer prescrivit le remède de Wan-Swieten : les symptômes disparurent ; la malade devint grosse, accoucha heureusement, et ce ne fut que quatre mois et demi après cet événement que de nouveaux accidens reparurent, entre autres un bouton au dessous du genou, qui, se développant graduellement jusqu'à acquérir le diamètre d'une pièce de douze sous, s'ulcéra, et produisit sur tout le corps une enflure universelle. Le sirop de Cuisinier, les frictions mercurielles, furent employés successivement et sans fruit, pour faire disparaître ce reste de virus vénérien.

La malade se trouvait dans l'état le plus déplorable quand on eut recours au Rob antisiphilitique; neuf bouteilles de ce spécifique ont procuré une guérison radicale. Il y avait un an que sa santé était solidement affermie, quand M. Boyer transmit sa déclaration.

Aux rédacteurs de la Gazette de France.

Gand, le .... fructidor an 9.

Messieurs, je viens d'opérer avec le Rob antisiphilitique de Boyveau Laffecteur, médecin, rue de Varennes, n°. 10, à Paris, et mon commettant, une guérison surprenante, qui, par sa nature, doit, je pense, trouver place dans un journal aussi répandu que le vôtre.

A l'âge de quinze ans, et sans cause apparente, un apprenti charpentier perdit l'œil gauche. Il se maria par la suite, et, sans autre accident primitif, il devint aveugle il y a deux ans. Le malheureux, désolé d'être entièrement privé de la lumière, vint me trouver, trouvant qu'aucun moyen ne pouvait le soulager. Je lui conseillai l'usage du Rob dont je suis dépositaire, sans cependant lui en assurer le plein succès. Il fut long-tems à se décider ; mais ayant fait, par les conseils des médecins de cette ville, d'infructueux remèdes, il me fit rappeler, et heureusement il se détermina à suivre le traitement que je lui avais conseillé. Dès la troisième bouteille de Rob, il commença à distinguer les objets ; à la sixième bouteille, il connut l'heure de sa montre ; avant la fin de sa dixième et dernière bouteille, il a vu et voit aussi bien qu'il faisait long-tems avant sa cécité.

Mais ce qui enivre ce malade d'une joie inexprimable, c'est que, depuis son traitement, il voit de l'œil droit, dont il était privé depuis quarante ans.

Ce phénomène m'a paru digne d'intéresser l'humanité souffrante ; et si vous daignez le publier, vous acquerrez des droits à ma reconnaissance.

Salut et estime.

PIÉTON,

Chirurgien à Gand,

Extrait de la *Gazette de France*, de fructidor an 9 (septembre 1801).

Observations de M. Beauchêne, ancien médecin de l'hôpital des Gardes-françaises, médecin consultant du Roi.

Première. — Une femme, âgée d'environ trente-deux ans, d'un tempérament sanguin, bilieux, ayant le genre nerveux excessivement irritable, et une imagination ardente qui sans cesse portait le trouble et l'agitation dans ses sens, avait contracté un vice vénérien depuis environ quinze ans, époque de son mariage.

Les premiers symptômes de cette maladie se manifestèrent par un écoulement, ensuite des chancres, et des bubons dans les aines, enfin des exostoses et la cachexie.

Ces différens symptômes se développèrent successivement, et furent traités par les préparations mercurielles les plus usitées, et administrées par des gens de l'art en réputation.

Cependant, les divers traitemens auxquels la malade fut successivement soumise ne mirent aucun terme à ses maux.

Cette maladie, combattue par des remèdes insuffisans, avait quelquefois changé sa marche, mais jamais son caractère. Les accidens vénériens disparurent parfois ; mais bientôt ils se reproduisirent sous de nouvelles formes ; enfin cette femme infortunée, dont la jeunesse se consumait dans la douleur et le désespoir, se voyait en proie au plus affreux virus qui dévorait les restes de sa vie, après avoir flétri ses plus beaux jours.

Parvenue au dernier degré de dessèchement et de consomption, les médecins, n'espérant plus conserver les jours de cette malade, qui déjà n'existait plus que pour la douleur, lui ordonnèrent une nourrice pour tout régime et traitement.

Mais on n'obtint pas de ce moyen tout le succès qu'on en espérait, la masse du sang était trop infectée ; il fallait qu'un principe régénérateur en purifiât les élémens.

Dans ces circonstances, M. Beauchêne fut appelé pour donner ses avis à la malade ; une nombreuse assemblée de consultans fut convoquée ; les opinions furent divergentes, excepté dans un seul point, et ce fut celui d'une mort prompte et affreuse. On discuta avec détail sur la maladie, dans l'ensemble de ses causes, de ses effets, et on conclut par proposer le Rob antisiphilitique, comme le seul remède qui pût rappeler à la vie cette malade presque expirante.

La malade prit ce remède ; une sorte d'instinct le lui faisait désirer avec avidité.

D'abord les doses furent légères, ensuite plus fortes, et enfin elles furent portées à la quantité ordinaire pour les femmes.

L'usage du remède fut long-tems continué, et jamais, pendant tout le cours du traitement, il ne produisit le plus léger accident, quoique la malade fût dans le dernier degré de dessèchement ; enfin il ranima les forces éteintes, rétablit l'embonpoint, et la santé acquit un nouvel éclat.

Deuxième. — Une femme, âgée d'environ vingt-cinq ans, d'un tempérament sec et bilieux, mariée depuis deux ans, avait contracté à cette époque un vice vénérien qui s'était manifesté d'abord par un écoulement, ensuite par des chancres et des ulcères dans la gorge, avec une fièvre lente, la jaunisse, et un dépérissement général.

Cette malade avait été soumise deux fois au traitement des frictions, dont elle avait reçu chaque fois un grand nombre.

La bouche avait été très-fatiguée, la constitution fort affaiblie, et enfin réduite à l'état le plus déplorable.

La malade était presque désespérée quand M. Beauchêne fut consulté. Plusieurs médecins et chirurgiens furent appelés, et tous convinrent que, dans l'état où était la malade, il était impossible de lui administrer le mercure ; il fallait donc remettre le traitement à une époque où la santé aurait été rendue meilleure : mais comment s'y prendre pour l'améliorer ? Un bon régime, le lait d'ânesse, furent proposés ; mais il était évident que tout cela était insuffisant ; le Rob antisiphilitique fut conseillé comme le seul remède qui pût être employé dans ce cas avec succès, et sans inconvénient.

Ce remède lui fut administré ; et, dans l'espace de cinq semaines, tous les maux qu'elle éprouvait disparurent. Les chancres à la gorge, après trois semaines de traitement, furent guéris.

La malade retrouva ses forces et son embonpoint en faisant usage du remède ; et bientôt après l'avoir quitté elle devint grosse, ce qui n'avait pas encore eu lieu, quoique mariée depuis plus de deux ans.

Sa santé a toujours été parfaite depuis.

Observation de M. Coulon, médecin et inspecteur des hôpitaux de la marine.

Chez un malade âgé de soixante-quinze ans, le virus s'était porté à la tête, dans les sinus frontaux et sur les os du nez; l'épuisement de tous les principes vitaux, suite de remèdes inefficaces, quoique administrés par des hommes sages, ne lui faisait voir en perspective qu'une mort prochaine et douloureuse, lorsqu'en trois mois M. Coulon le traita par le Rob, et le guérit sans retour.

Observation d'un malade de Lisieux, envoyée à M. Boyveau le 24 *vendémiaire an* 8 (*octobre* 1800).

M. S.... était affligé, depuis vingt-cinq ans, d'un écoulement d'humeur puriforme, ayant son siége dans l'oreille gauche, dont le principe n'avait pu être détruit par la liqueur de Van-Swieten. Lors d'une chute faite il y a trois ans, le virus morbifique fit de nouveaux progrès; le nez se couvrit de boutons purulens, la voûte palatine se perça, et la surdité devint complète.

Un médecin célèbre de sa ville lui conseilla l'application extérieure du sublimé corrosif; alors le nez se fendit. Il vint à Paris, il y a dix-huit mois; il consulta MM. Sabatier, Pelletan, Portal et Deschamps, qui tous lui dirent franchement que sa maladie était mortelle. Il s'adressa ensuite au médecin Jouenne, qui m'appela en consultation : je rassurai le malade; je le pris chez moi, et le guéris en ciuq mois, sous les yeux de MM. Jouenne, Champseru, Daignan, Andry, Dazille, médecins, et de beaucoup d'autres praticiens qui l'ont tous vu avant son traitement, pendant son cours, après sa guérison, et ont apposé à cette observation leur signature.

Observations des médecins et chirurgiens Geoffroy, Desperrières, Andry, Fanlet et Lebreton.

Un soldat suisse de la compagnie de Diesbach fut attaqué, seulement dans le principe de la maladie, d'un chancre et d'un phimosis aux parties génitales; on lui fit subir, à l'hôpital du Gros-Caillou, trois traitemens mercuriels, dont deux par les dragées de Keyser, et l'autre par les frictions. Ces traitemens durèrent neuf mois, et ne servirent qu'à amener le déplacement du virus. Il survint au malade un ulcère chancreux à la base de la luette, qui fit tant de ravages au palais, que la déglutition semblait impossible, et la prononciation d'une difficulté inexprimable : on le renvoya de l'hôpital comme incurable ; le Rob le guérit parfaitement en trente jours.

Observations du docteur Leroy, ancien médecin de MONSIEUR.

Première. — Un malade, traité par le mercure pour des symptômes vénériens, se crut guéri à la fin du traitement : il se maria, mais au bout de six ans le virus, assoupi pendant un si long intervalle, se réveilla avec fureur ; il se forma un ulcère à l'arrière-bouche qui rongea une partie de la gorge ; un autre sur le front qui menaça d'emporter l'œil ; d'autres qui rongèrent la langue et les deux narines. Le malade, épuisé pendant plusieurs années, soit par le mal, soit par les traitemens mercuriels, n'attendait plus que la mort ; le Rob lui fut administré, et il guérit en deux mois.

Il y avait quatre ans que la santé du malade se soutenait quand cette observation fut communiquée.

Deuxième. — Un malade était réputé poitrinaire : le docteur Leroy lui avait fait ouvrir un cautère, et lui avait prescrit un régime d'herbes dépurantes, légèrement incisives, et antiscorbutiques ; la poitrine dégagée, il survint une carie à la partie supérieure du coronal, et ensuite une exostose de la grosseur d'un œuf de poule à la partie moyenne et interne du tibia ; on rechercha alors si l'infortuné avait contracté autrefois quelque maladie vénérienne ; mais la plus grande incertitude régnait à cet égard. Le docteur Leroy essaya le Rob, pour prévenir la cachexie scorbutique : ce remède a agi par tous les émonctoires ; l'exostose a disparu, et le traitement a été suivi du succès le plus complet.

Troisième. — Une jeune orpheline de Dunkerque fut attaquée, avant sa nubilité, d'une tumeur au sein gauche, qui, sans cause externe déterminante, prit tous les caractères du cancer ; déjà l'on avait proposé d'extirper la tumeur, lorsque le docteur Leroy fut consulté : il proposa de tenter l'usage de mon Rob ; en trois mois cette jeune personne fut entièrement guérie, et depuis lors, elle jouit de la plus parfaite santé. Son tuteur a écrit plusieurs fois pour témoigner sa vive reconnaissance et celle de son intéressante pupille.

Observation du docteur Andry.

Une femme, attaquée depuis quatre ans d'une maladie vénérienne, fut traitée, à Paris, par le chirurgien Quique, d'après l'ancienne méthode, telle que les pilules mercurielles, le sublimé corrosif, et les frictions ; les symptômes disparurent quelque tems, mais ils reparurent peu après plus effrayans qu'auparavant : chancres aux amygdales, carie du vomer, dartres rongeantes sur tout le visage ; la malade devint sourde, muette et aveugle pendant huit jours.

Le célèbre chirurgien Tenon administra à la malade quarante-deux frictions, qui atténuèrent le mal sans le guérir ; la dartre surtout continua ses ravages.

Deux médecins, Thieulier et Missa, la condamnèrent sans ressource.

C'est dans cette position critique que M. Andry entreprit cette incurable ; il invita à assister au traitement les docteurs Geoffroy et Poissonnier Desperrières, Paulet et Carrère, ainsi que les chirurgiens Quique et Lebreton ; le Rob fut administré, et la malade guérie parfaitement en deux mois.

Observation du docteur Desperrières.

Un soldat, âgé de vingt-deux ans, était affligé, depuis quatre ans, d'une ulcération vénérienne aux glandes maxillaire et parotide ; on le renvoya de son corps par congé, comme incurable ; deux traitemens mercuriels qu'il essuya sans succès à Bicêtre firent confirmer ce jugement ; il a été guéri radicalement par le Rob en sept semaines.

Observations du docteur Carrère.

Première. — Un vénérien de trente ans, à la suite d'une gonorrhée virulente mal guérie, avait vu le mal se porter à la tête, tuméfier sa joue droite, occasioner des douleurs lancinantes dans l'oreille, et amener d'abord un écoulement purulent, ensuite une éruption de dartres sur presque toute la surface du corps, à l'exception du visage ; il fut mis à l'usage du Rob. Au bout de deux mois, les croûtes et les autres symptômes disparurent, et le malade depuis s'est toujours bien porté.

Deuxième. — Une dame, âgée de trente-six ans, affectée depuis trois ans de dartres au visage et de gerçures aux mains, employa, sans aucun succès, la douce-amère. A l'examen, on découvrit que son premier mari avait eu une maladie vénérienne, ce qui pouvait faire soupçonner la véritable origine de l'affection cutanée. Elle fut mise à l'usage du Rob ; au dixième jour, après les deux premières bouteilles, la malade fut attaquée d'une fièvre violente avec chaleur âcre, sécheresse de la peau, météorisme, douleurs vagues dans différentes parties du corps, avec le pouls dur. Le Rob fut interrompu ; on se borna aux délayans et aux émolliens ; la fièvre se soutint pendant trois jours ; elle se termina par une crise étonnante. Un écoulement abondant survint par le vagin, une tumeur à l'aine droite, enfin cinq chancres dans le vagin se montrèrent. Après l'apparition de ces symptômes non équivoques la fièvre cessa ; le Rob fut continué, dont trois bouteilles encore firent disparaître les accidens, et détruisirent en même tems l'affection cutanée (1).

Observations de M. Depasse, docteur en médecine à Guingamp.

Première. — M. N..., âgé de cinquante-deux ans, était, depuis plusieurs années, en proie à des douleurs presque continuelles, mais plus aiguës la nuit. La peau se couvrait de croûtes superficielles sous lesquelles se formait une sérosité peu abondante, et qui tombaient quelquefois sous forme d'écailles. Les bains, les adoucissans, les exutoires, furent employés sans obtenir aucun succès. Des exostoses étaient survenues à la partie moyenne du tibia. Sa maladie, jugée vénérienne, fut traitée par les fumigations. Il fut ensuite soumis à un traitement mercuriel, sans aucun changement dans son état. Le Rob antisiphilitique fut alors conseillé. Cinq bouteilles n'amenèrent aucune améliora-

---

(1) Cette observation est extraite de l'ouvrage de Carrère : *Recherches sur les maladies vénériennes chroniques, sans signes évidens*, p. 173. Il existe plusieurs observations très-curieuses de cures opérées par le Rob, rapportées par le même auteur.

tion; mais à la fin de la sixième le malade éprouva un mieux marqué, et obtint sa guérison complète de l'emploi de onze bouteilles. Depuis deux ans, il jouit de la meilleure santé. Il était marié, sa femme et ses enfans se sont toujours bien portés.

Deuxième. — Un homme, âgé de trente-cinq ans, d'une constitution délicate, ayant une poitrine faible, peu à l'aise, avait, depuis cinq mois, un chancre considérable au frein de la verge; le gland et le prépuce étaient entamés. L'onguent mercuriel fut appliqué en pansement; on fit des frictions avec le mercure doux, uni à l'emploi des antiscorbutiques à l'intérieur, et parfois de l'opium. Tout disparut en un mois, et le malade se crut guéri. Deux mois se passèrent; il se présenta de nouveau, ayant un chancre dans le lieu primitivement affecté, cinq ulcères assez étendus, dont trois aux cuisses et à une jambe, un au bras droit, et un autre à l'épaule du même côté; il était dans un état de marasme presque complet. Le Rob est commencé, et bientôt un mieux marqué se fait sentir; le malade continue son traitement avec courage, en espoir de guérison, voyant les ulcères se fermer peu à peu; enfin il obtint une guérison complète de l'emploi de dix bouteilles.

Observation de M. le docteur Rigaut, de Saint-Quentin.

Une fille de trente-six ans, d'une stature moyenne, d'un tempérament sanguin, était affectée de siphilis depuis plus de deux ans. Le virus avait quitté les parties génitales pour se porter à la peau, qui était couverte, dans toute son étendue, de grosses pustules, d'ulcères et de croûtes, surtout dans le cuir chevelu. Elle avait, de plus, un ulcère considérable qui avait déjà détruit plus de la moitié du voile du palais; enfin, d'autres ulcères à l'intérieur du nez, qui donnaient un pus annonçant la carie des os de cet organe, et à l'extérieur plusieurs qui rongeaient les tégumens. Elle éprouvait des douleurs nocturnes insupportables dans les membres. L'aspect hideux de cette malheureuse l'avait fait bannir des différens ateliers de la ville où elle était employée pour vivre; elle était réduite à implorer la pitié des passans dans les lieux publics. Son état était d'autant plus fâcheux, que sa maladie avait déjà résisté à quatre traitemens mercuriels, même à un cinquième par les sudorifiques, mais qui n'avait peut-être pas été suivi avec assez de persévérance.

Plusieurs habitans, touchés de sa position, la mirent à même de faire le traitement du Rob ; elle observa le régime avec la plus scrupuleuse attention ; les ulcères furent pansés avec le cérat simple ; une décoction de racine de guimauve fut employée à déterger ceux de l'intérieur du nez. Au bout de quinze jours de traitement, les pustules étaient déjà desséchées, leurs croûtes tombées, la suppuration de l'intérieur du nez moins abondante ; les ulcères commençaient à cicatriser. Peu à peu les douleurs s'apaisèrent. A la sixième bouteille, un bubon s'ouvrit dans l'aisselle, les douleurs cessèrent, tous les ulcères furent cicatrisés. Enfin, neuf bouteilles et quinze jours de convalescence lui rendirent sa première santé ; elle porte seulement la difformité du nez, suite inévitable de la déperdition de substance occasionée par l'ulcère.

Observation de M. Cosme, médecin de l'hôpital de Chartres.

Le docteur Cosme fut consulté par un garçon boucher, demeurant à Chartres. Cet homme, âgé de 30 ans, était depuis un an dans un état affreux; il souffrait tellement, qu'il n'avait de repos ni le jour ni la nuit, et faisait horreur et compassion à tous ceux qui le rencontraient. La paupière supérieure de l'œil droit était à moitié détruite; deux ulcères sanieux, situés à l'angle du pariétal droit, avaient rongé en partie la table externe de cet os; le voile du palais était presque totalement détruit. Chaque jour le malade perdait quelques portions des cornets des fosses nasales. Les os du nez étaient mobiles et désarticulés. Une exostose, de la forme et du volume d'un œuf de poule, couvrait le sommet de la tête. Deux autres exostoses, moins saillantes et plus allongées, se trouvaient à la partie antérieure et moyenne de chaque tibia. Le malade avait perdu l'appétit, ses forces et tout espoir de guérison. En deux mois de tems, dix bouteilles de Rob, la tisane de salsepareille, une douzaine de bains, un régime sévère, ont fait disparaître tous ces symptômes. Les exostoses se sont affaissées, les ulcères ont cicatrisé, le malade a retrouvé l'appétit, ses forces et sa gaîté; il a repris ses travaux; et depuis il ne lui est rien survenu qui participât de la maladie vénérienne dont il était infecté.

Observation de M. le docteur Fournier-Pescay, l'un des rédacteurs du Dictionnaire des Sciences médicales.

M. V., attaqué à vingt-trois ans de la peste vénérienne, alla à Paris se faire guérir, prit une quantité effrayante de liqueur de Van-Swieten, et revint dans ses foyers plus malade que jamais.

M. le docteur Fournier et le docteur Van-Cutem furent consultés; alors un chancre considérable couvrait tout le gland du malade, un ulcère rongeait les cartilages du nez, un autre enlevait le voile du palais et cariait l'os ethmoïde. A ces symptômes s'en joignaient d'autres plus effrayans, dont la description serait trop longue ici : le tout était accompagné d'une fièvre hectique et de douleurs ostéocopes insupportables.

Tous les remèdes possibles ayant été infructueux, et la maladie ayant été jugée incurable, on eut recours au Rob antisiphilitique. A la sixième bouteille la fièvre et tous les accidens disparurent; il en fallut dix pour rendre au malade sa santé et son ancienne vigueur : l'unique désagrément qui lui reste est de porter un râtelier artificiel à la mâchoire supérieure, et un obturateur, sans lequel il lui est impossible de parler.

Cette observation a été lue à la Société de Médecine de Bruxelles. Elle est extraite de l'article Rob antisiphilitique du *Dictionnaire des sciences médicales* (1).

Observations tirées de ma Pratique.

Première. — Un jeune homme de Morlaix, de la plus riche taille et de la plus belle figure, fut attaqué, à Douai, d'une maladie vénérienne qui se manifesta par tous les symptômes les plus effrayans, et surtout par un ulcère rongeur à l'aine gauche, qui, dans l'intervalle de dix-huit mois, corroda la partie intérieure de la cuisse dans un espace de dix-sept pouces de long, sur huit de large; on lui administra en vain les frictions mercurielles dans son département. Arrivé à Paris, maison de France, rue de Cléry, sa mère appela en consultation les gens de l'art les plus éclairés. Le célèbre Dessault le traita par les méthodes

(1) *Dictionnaire des Sciences médicales*, vol. XLIX, p. 61, Rob antisiphilitique.

ordinaires, et le manqua. Comme il était dans l'âge de la conscription, les chirurgiens nommés inspecteurs par le gouvernement vinrent le visiter, et le déclarèrent unanimement incurable. C'est à cette époque que je le pris chez moi : il y demeura quatre mois, et fut guéri radicalement avec douze bouteilles de Rob. Cette cure, qui a fait du bruit, a été suivie par plus de trente médecins qui pourraient certifier l'état désespéré du malade et sa guérison.

Deuxième. — Un chirurgien avait contracté dans les colonies une maladie vénérienne que les remèdes ordinaires n'avaient fait que pallier. De retour en Europe, il se maria ; son épouse resta pure au milieu de ses embrassemens ; mais lui-même fut en proie à un ulcère rongeur qui lui détruisit les os de la moitié de la face, la voûte palatine, et toutes les parties de l'arrière-bouche. Il fut traité long-tems par divers praticiens distingués, mais sans succès. Enfin la fièvre lente et le dévoiement le conduisant aux portes de la mort, on me l'adressa ; je le traitai avec le Rob, et aujourd'hui il jouit d'une parfaite santé.

Troisième.—Une dame, demeurant à Paris, cloître Notre-Dame, était, depuis seize ans, rongée par des ulcères qu'aucun remède mercuriel n'avait pu même pallier; elle gardait la chambre, ou même le lit, depuis neuf ans entiers: je l'ai traitée, il y a dix ans et demi, avec mon spécifique, et elle ne paraît pas avoir jamais été malade.

Quatrième. — Le même mal, porté à la tête d'un cordonnier du faubourg Saint-Jacques, avait entièrement détérioré sa figure, en lui détruisant les lèvres supérieure et inférieure, les ailes et l'extrémité du nez. Ayant été traité infructueusement par les préparations mercurielles, je le guéris en deux mois et demi, avec dix bouteilles de Rob. J'ai appris avec surprise que le virus de cet infortuné n'avait passé ni à sa femme, ni à ses enfans.

Cinquième. — Un menuisier du faubourg du Roule, non moins malade que le cordonnier du faubourg Saint-Jacques, avait trois ulcères à la face, accompagnés d'une plaie énorme sur toute la poitrine, et de carie au sternum. Traité sans succès pendant dix-huit mois par le chirurgien en chef de l'Hôtel-Dieu, il me fut adressé par M. Charlard, apothicaire, rue Basse, porte Saint-Denis; trois mois de traitement par le Rob ont suffi pour le rendre au bonheur et à la santé.

Sixième. — Une jeune et jolie femme, de la rue des Brodeurs, faubourg Saint-Germain, me fit appeler pour me consulter sur l'état fâcheux dans lequel elle se trouvait depuis deux ans. Quelques années auparavant, elle avait été traitée d'un écoulement gonorrhoïque, accompagné de chancres : on lui fit prendre les dragées de Keyser, qui lui donnèrent un dévoiement dyssentérique; après trois mois, elle abandonna le médecin et le remède.

Un autre homme de l'art parvint à calmer les accidens; et la malade, pendant trois ou quatre mois, se crut guérie. Elle se donna, en dansant, une entorse au pied gauche; elle employa les remèdes qui lui furent indiqués par le médecin qui avait alors sa confiance : le pied, malgré tout ce qu'on put appliquer, devint extrêmement enflé, rouge et douloureux; enfin le virus, en cinq ou six endroits, se fit un passage et forma autant de sinus fistuleux. La malade, ne pouvant quitter son lit, eut recours à une consultation des hommes de l'art les plus célèbres de cette ville. MM. Sabatier et Pelletan convinrent d'employer le sublimé corrosif à petites doses. Après plus d'un an et demi de ce remède dangereux, la malade était dans un état déplorable ; la cuisse et la jambe du côté malade étaient tellement atrophiées, qu'il n'y avait que la peau sur les os. Le pied était énorme, si pesant et si douloureux, qu'il etait impossible à la malade de le changer de place sans un secours étranger. Elle se décida à une autre consultation. On appela, avec les premiers, divers autres médecins : l'avis fut général pour l'amputation. A cette époque, les fistules traversaient le tarse et le métatarse du pied d'outre en outre en plusieurs endroits. Cette fatale décision remplit de désespoir l'ame de la malade ; elle résolut de périr plutôt que de se soumettre à l'opération.

Elle avait une jolie petite fille de six ans qui était en pension ; et, réfléchissant que cette jeune infortunée serait, après elle, dénuée de toute ressource, et dans le plus grand abandon, elle forma l'horrible projet de l'empoisonner avec elle ; par bonheur une de ses amies vint la voir, et, lui trouvant un air égaré, la tête perdue, pénétra son horrible dessein, et ne fit pas de vains efforts pour l'en détourner. Elle envoya sur-le-champ chercher M. Deulzens, élève et prévôt de M. Pelletan, et aujourd'hui chirurgien distingué, et professeur d'histoire naturelle à l'école centrale d'Evreux; celui-ci vint la voir avec M. Pelletan qui avait suivi le traitement qu'elle venait de faire; ce fut lui et le docteur Beauchêne qui me firent appeler. Je lui administrai douze bouteilles de mon Rob, qui, dans quatre mois, cicatrisèrent les plaies, firent reprendre nourriture aux parties supérieures atrophiées, et au bout de neuf mois, la malade, totalement guérie, marcha sans béquilles et sans boiter; elle jouit depuis ce tems d'une santé parfaite. La petite fille, devenue aussi jolie que la mère, fait aujourd'hui le bonheur de sa vie. Sa reconnaissance est au dessus de toute expression.

Septième. — Madame B****, accompagnée de M. Voisin, chirurgien distingué à Versailles, m'amena son fils âgé de dix-neuf ans, qui avait gagné une maladie vénérienne à Rouen, où il avait subi un traitement sous les yeux du chirurgien en chef de l'hôpital : n'ayant point été guéri, il revint chez sa mère. M. Voisin fut appelé, et lui donna ses soins pendant plus d'un an. Le principe du mal n'étant pas détruit s'était porté sur le pied gauche ; il existait sept à huit fistules qui traversaient le tarse et le métatarse, avec un gonflement effrayant, et des douleurs insoutenables. Ce malade, plongé dans le marasme le plus complet, était en proie à la fièvre lente, et affecté d'un dévoiement continuel. Dans l'état désespéré où était cette victime du mercure, on avait décidé de lui couper la jambe, et l'opération aurait été faite si l'épuisement du malade l'eût permise. Ce fut dans cette situation déplorable que M. Voisin le conduisit chez moi, où il resta trois mois. Il prit le Rob à petites doses; peu à peu la fièvre et la diarrhée cessèrent ; le sommeil, les forces et l'embonpoint revinrent ; et enfin, dans trois autres mois, toutes les plaies se fermèrent ; il fut entièrement rétabli, laissa ses béquilles, et a toujours joui, depuis ce tems, de la plus brillante santé. Plus de vingt médecins ou chirurgiens ont connu ce malade avant, pendant et après sa guérison.

Huitième. — Un habitant de la ville de Liége, jeune, fort et vigoureux, chef de bataillon, ayant été attaqué d'une maladie vénérienne dont les symptômes n'avaient dans le principe rien d'alarmant, subit inutilement un premier traitement; ensuite M. Grosbois, chirurgien en chef de l'armée d'Italie, lui en administra un autre, à Milan, avec toute l'attention et les soins possibles; il y employa les bains et les frictions.

Au deuxième traitement, les premiers symptômes avaient disparu; mais, un mois après, le mal se porta sur les os du nez et du palais; ils étaient déjà cariés lorsque le malade me fut présenté; le mal avait aussi gagné la cloison du nez; les amygdales, le voile du palais, et la voûte palatine, étaient entièrement détruits; un ulcère fétide lui rongeait la lèvre supérieure, et l'infortuné souffrait des douleurs de tête insupportables; une fièvre continue et une abondante salivation l'empêchaient de reposer. Tel était l'état fâcheux de ce brave militaire lorsqu'il s'adressa à moi. MM. Andry, Lebreton, Daignan, et plusieurs autres médecins bien connus, l'ont vu dans l'état que je viens de décrire, et, deux mois et demi après, ont constaté son parfait rétablissement. Tous les membres de la commission de santé ont aussi atteste sa guérison. On remédia à la perte des parties au moyen d'un obturateur.

Neuvième. — Une dame française, âgée de vingt-sept ans, et fixée à Madrid, revint à Paris, attaquée d'une maladie vénérienne qui, sans avoir de symptômes primitifs, porta ses ravages sur l'arrière-bouche, détruisit entièrement le voile du palais, la luette et les amygdales. Tous les soins et les remèdes que lui apportèrent les médecins les plus célèbres de cette capitale furent inutiles. Son mari, désolé de la voir périr, prit le parti de l'envoyer chez moi. Plusieurs médecins et chirurgiens éclairés l'ont vue à son arrivée, et désespéraient presque de sa guérison; les mêmes l'ont examinée six mois avant qu'elle ne s'en retournât en Espagne; ils ont été bien étonnés de la voir si parfaitement rétablie. J'ai eu depuis ce tems plusieurs lettres de remercîment de sa part et de celle de toute sa famille.

Dixième. — Une femme de vingt ans, de la ville de Reims, reçut de son époux, en se mariant, une maladie vénérienne pour laquelle elle fut infructueusement traitée dans sa ville.

Elle vint ensuite à Paris se mettre entre les mains de deux médecins célèbres qui, malgré tous leurs soins, ne purent lui rendre la santé. Les remèdes firent bien disparaître les symptômes vénériens, mais ils jetèrent la malade dans un état de catalepsie presque continuelle; l'irritation de l'estomac devint si forte, qu'il fut, pendant plus de trois ans, impossible à la malade d'avaler le moindre aliment; on la faisait vivre avec des lavemens dans lesquels on délayait des jaunes d'œuf.

En prenant, depuis long-tems, l'effet pour la cause, on l'avait couverte de vésicatoires à plusieurs reprises; ce qui ajoutait à l'irritabilité nerveuse, déjà portée au suprême degré. Je fus consulté par la famille: imaginant, avec raison, que l'état inconcevable de cette victime du mercure n'était occasioné que par l'abus qu'on en avait fait, ainsi que des autres irritans, j'allai la chercher; un hoquet effrayant et continuel était le seul signe de vie qu'elle donnait. Arrivée chez moi, je la fis mettre dans les bains émolliens dix heures par jour; j'employai tout ce qu'il y avait de plus adoucissant en lavemens. Après huit à neuf mois, la malade commença à pouvoir avaler de la gelée de poulet et d'orange. La détente devint générale ; huit à dix mois après, la bile et les urines commencèrent à couler ; et, au bout de quelque tems, il se fit aux parties naturelles une éruption des signes de la maladie qui avait causé tant d'accidens. Alors ma première idée se trouva juste ; elle prit long-tems mon Rob à petites doses, et en deux ans elle se porta bien ; mais ayant été dix ans couchée, elle fut obligée de rapprendre à marcher comme un enfant : depuis ce tems elle jouit d'une bonne santé.

Onzième observation du même, écrite par le malade lui-même. — Après avoir habité pendant vingt ans la Nouvelle-Angleterre, je vins à Paris, il y a quinze mois, pour me faire guérir d'une maladie vénérienne, ancienne et rebelle à tous les remèdes que j'avais pris depuis long-tems à Philadelphie. En partant, mon dessein était de me confier aux soins de M. Boyveau-Laffecteur, dont je connaissais la réputation ; mais je fus entraîné par un de mes amis chez son médecin, qui m'assura qu'il me guérirait mieux que personne. Il me traita infructueusement pendant près de six mois, et m'a laissé dans un état déplorable, ne pouvant mouvoir ni les bras, ni les jambes, souffrant des douleurs affreuses dans les membres et à la tête, qui m'empêchaient, jour et nuit, de prendre le moindre repos. Je me fis conduire, rue de Varennes, chez M. Boyveau-Laffecteur, qui, en moins de trois mois, m'a parfaitement guéri; et si j'ai un regret, c'est de ne m'être pas adressé d'abord à lui. Je l'ai prié de publier cette observation, que j'ai écrite de ma main, comme un faible témoignage de ma vive reconnaissance; c'est un hommage que je rends à celui qui m'a sauvé la vie, en faisant des vœux pour que la faible peinture de mes maux passés puisse contribuer au soulagement de l'humanité souffrante.

Douzième. — Mme B***, de la rue de la Monnaie, mariée de bonne heure à un jeune libertin, fut attaquée, deux ans après son mariage, d'un ulcère dans le nez qui lui détruisit le vomer et les cornets inférieurs. Les douleurs qu'elle éprouvait dans la tête étaient insoutenables; il y avait déjà trois ans qu'elle était tombée dans une langueur extrême et prête à succomber à ses tourmens, malgré les traitemens consécutifs et méthodiques administrés par les hommes de l'art les plus renommés de cette capitale. Sa mère m'invita à l'aller voir. Pénétré de ses souffances, je lui fis prendre le Rob antisiphilitique qui la guérit en deux mois ; et depuis cinq ans elle jouit d'une parfaite santé.

Treizième. — Un compagnon ébéniste, sans accidens primitifs et apparens du mal vénérien, fut attaqué d'un ulcère avec carie à la voûte palatine ; après avoir employé sans succès une infinité de moyens, il se rendit à l'hospice des Capucins, où il demeura six mois sans pouvoir être guéri. Il vint chez moi, et en trois mois il fut parfaitement guéri par l'usage de mon spécifique. Il est resté à mon service, et j'ai observé avec plaisir que le trou considérable qu'il avait à la voûte palatine s'est entièrement fermé, quoique les os propres du palais aient été totalement détruits par la carie.

Quatorzième. — Il y a quatre ans que deux officiers de la ville de Nanci, à leur retour des guerres d'Italie, furent atteints de la maladie vénérienne, contre laquelle ils employèrent inutilement, dans cette ville, et sous la direction des gens de l'art les plus renommés, tous les remèdes méthodiques ; ils étaient réduits l'un et l'autre à l'état le plus affligeant, rongés de scorbut, éprouvant dans tous les membres des douleurs ostéocopes, qui leur occasionaient des souffrances terribles. L'un d'eux avait une ankylose au genou droit, qui le tourmentait nuit et jour. Ils entrèrent au Val-de-Grâce, où ils furent traités et guéris avec mon Rob, par M. Barbier, chirurgien en chef de cet hôpital militaire.

Avant ces deux derniers, un troisième officier était sorti de cet établissement couvert de pustules, et dans le plus profond marasme; il entra à l'hôpital Saint-Denis, où, par le conseil de M. Barbier, il fut mis à l'usage de mon spécifique et parfaitement guéri; ce qui me surprit avec plaisir, autant que l'homme éclairé qui lui avait donné ce conseil salutaire.

Quinzième. — Parmi un grand nombre de personnes affligées de maladies siphilitiques très-graves, auxquelles le célèbre Corvisart a conseillé l'usage de mon Rob, j'ai remarqué une jeune et jolie femme épuisée par les moyens infructueux qu'elle avait employés; cette intéressante personne avait des porreaux sur la tête et dans les oreilles; toutes ces excroissances extraordinaires ont été entièrement dissipées pendant et peu de tems après le traitement.

Seizième. — Madame F***, demeurant rue Montmartre, maison de M. Botentui, chirurgien du collége de Paris, sans aucun signe primitif et apparent de maladie vénérienne, fut affectée de gonflemens aux deux tibia, avec des douleurs ostéocopes des plus vives ; elle suivit pendant long-tems les conseils de M. Desessarts, qui, méconnaissant la maladie, employait des remèdes qui n'attaquaient pas la cause. Ce fut le docteur Malouet qui la lui désigna. Cette dame vint me trouver, prit huit bouteilles de mon spécifique, fut parfaitement guérie en trois mois, et jouit depuis ce tems de la meilleure santé.

Dix-septième.—Un jeune homme de Poitiers ayant eu de légers accidens qu'il avait traités avec peu d'attention, se crut guéri, et se maria. Cependant, avant de contracter cet engagement sacré, il eut la précaution de passer par les grands remèdes sous la conduite d'un homme très-instruit. Un an après son mariage, il lui survint un gonflement au testicule gauche, qui devint si considérable dans l'espace de quinze mois, qu'après avoir consulté les premiers chirurgiens de Paris, quatre d'entre eux annoncèrent qu'il n'y avait pas d'autre remède que l'extirpation.

Par les sages conseils du docteur Desessarts, les soins assidus et éclairés de M. Baronna, chirurgien, la tumeur se fondit entièrement, cette partie devint aussi saine qu'auparavant; mais malgré les médications internes que ces Messieurs firent prendre au malade, le vice n'ayant fait que changer de place, se jeta peu de tems après sur l'arrière-bouche, et, nonobstant la continuation des remèdes, dévora la luette, les amygdales et le voile du palais. Le malade, désespéré, vint me trouver; il m'invita à conférer sur son état avec M. Jean Roi et les docteurs ci-dessus.

Après un mûr examen des accidens primitifs et de l'état actuel du malade, je lui promis une guérison radicale. L'usage de mon spécifique, pendant deux mois et demi, a rempli son attente et la mienne. Il en a pris dix bouteilles.

Nota. Ce malade est retourné dans le sein de sa famille; sa femme et ses enfans jouissent en apparence de la plus belle santé, quoique je ne les croie pas dans un état très-sain.

Dix-huitième. — Un homme de loi, demeurant rue Montmartre, était tourmenté de maux siphilitiques auxquels s'étaient joints des gonflemens considérables aux malléoles et aux talons, qui lui faisaient souffrir les plus vives douleurs, surtout depuis qu'il avait pris des eaux d'un empirique italien, nommé *Poliny*. Ce malade était dans un état de marasme le plus complet; une fièvre lente, des douleurs coliquatives faisaient désespérer de sa guérison. Plusieurs médecins furent consultés, entre autres le célèbre Corvisart, qui lui conseilla l'usage de mon Rob; il a été guéri en deux mois et demi, et jouit depuis lors de la meilleure santé.

Dix-neuvième. — Environ deux mois avant les hostilités avec la Prusse, l'aide-de-camp d'un de nos généraux, affligé depuis longtems d'un ulcère à la gorge, que les meilleurs chirurgiens de l'armée n'avaient pu guérir, se rendit chez moi pour se délivrer d'un mal d'autant plus grave, qu'il pouvait à peine avaler ses alimens; son état était des plus alarmans. Dix bouteilles de Rob lui ont sauvé la vie; il est parti pour l'armée où il s'est couvert de gloire. Promu à un grade supérieur, il m'a écrit pour m'annoncer son avancement. J'ai appris qu'il a eu le bonheur de n'être point blessé, et qu'il n'a jamais joui d'une aussi bonne santé.

Vingtième. — Une nourrice de la commune de Pugey, département du Doubs, était, depuis quatre ans, atteinte du virus vénérien, et depuis vingt mois elle gisait sur son misérable grabat, pour avoir été infectée par un nourrisson qui mourut cinq jours après lui avoir donné le sein. Le système glandulaire s'était d'abord engorgé, ensuite une plaie générale avait couvert tout le corps; de profonds ulcères, d'un pouce jusqu'à trois, se multiplièrent; les chairs furent rongées jusqu'aux os; le mercure avait déjà perdu un œil, attaqué l'autre, et racorni tous les nerfs; cette malheureuse victime n'attendait et ne soupirait plus qu'après la mort, quand l'honnête et charitable pasteur de cette commune, animé de ce vrai sentiment d'humanité qui distingue ceux de son état, réclama la bienfaisance de ses voisins, la seconda lui-même avec ses faibles moyens, et me fit part de la déplorable situation de cette infortunée. Je me hâtai de lui faire passer treize bouteilles de mon Rob antisiphilitique, qui l'ont rendue en deux mois et demi à la vie et à sa famille; elle jouit à présent d'une brillante santé.

Voici la lettre que m'a écrite à ce sujet le respectable curé de sa paroisse.

Monsieur,

« Si j'ai mis tant de retard à répondre à l'honneur de votre lettre, c'était afin de pouvoir vous faire part de l'heureux effet de votre spécifique, dont notre victime infortunée du mercure a fait usage. Son œil va mieux; la vue revient sensiblement chaque jour; ses jambes sont totalement désenflées; celle dont les nerfs étaient retirés s'allonge comme l'autre; le pied pose tout entier à terre; elle marche sans béquilles dans sa maison; tous ses ulcères sont cicatrisés; les chairs dans les bras et le corps, depuis le menton jusqu'aux jarrets, recroissent déjà, et sous peu elles en feront de même aux jambes.

» Au commencement du traitement, elle n'a point eu de transpiration, du moins sensible; dans la suite, les sueurs ont été abondantes; effet peut-être de la grande scrophulaire. Notre chère malade, guérie aujourd'hui à l'aide de vos bienfaits, ainsi que toute sa famille, son mari surtout, me chargent de vous témoigner leur respectueuse reconnaissance, et de vous assurer qu'ils ne cesseront de prier Dieu pour votre conservation. J'ai l'honneur de vous prier de vouloir bien aussi en agréer toute ma gratitude.

» Comme vous désirez insérer dans vos observations la guérison de cette femme, je joins ici son nom : elle s'appelle *** (1), âgée de vingt-huit ans, commune de Pugey, département du Doubs, canton de Boussières, arrondissement de Besançon. Comme il pourrait arriver que ma lettre du 7 septembre dernier ne fût plus entre vos mains, je vais vous rappeler, en précis, la cause de sa maladie, et la suite du traitement mercuriel.

» Il y a eu quatre ans au mois de mars dernier, qu'elle donna le sein à un enfant gâté, qui mourut au bout de cinq jours : trois mois après, un bouton de la grosseur d'une tête d'épingle parut au sein ; trente fois dans le jour elle enlevait la petite croûte, ainsi pendant une quinzaine de jours, après lesquels il disparut.

---

(1) Je ne me suis jamais permis de nommer personne, même malgré les instantes prières de quelques malades.

Quinze autres jours environ après, elle sentit sous l'aisselle comme une glande qui se répandit sur le sein, et s'ouvrit; le médecin appelé, y reconnaissant la maladie vénérienne, la fit passer d'abord par les petits remèdes mercuriels, ensuite par les grands.

» Tout le succès de ce remède fut de faire perdre un œil à cette infortunée, lui raccourcir les nerfs des jarrets, et la couvrir de plaies depuis la plante des pieds jusqu'au menton. Voilà son état jusqu'au moment où elle a commencé à prendre le Rob; elle en aura pris treize bouteilles quand elle aura fini les trois que vous lui avez envoyées en dernier lieu.

» Une autre femme de ma paroisse, voyant l'effet de votre Rob, et l'inutilité des remèdes de plusieurs médecins et chirurgiens, pour un cancer occulte et adhérent au sein droit, m'a prié instamment de vous faire part de sa triste situation; elle a conçu une si grande confiance en vous, qu'elle espère y trouver aussi sa guérison.

» Tout son corps est dans la souffrance; un point au côté opposé surtout, et le mal de tête, ne la quittent point; les vésicatoires au cou et au côté n'ont diminué ni l'un ni l'autre. Veuillez, Monsieur, me faire part des remèdes nécessaires en pareil cas, et me croire pour la vie, avec une respectueuse reconnaissance, etc. »

Signé Verdot, *curé de Pugey.*

Vingt et unième. — M. Vidal, chirurgien distingué, demeurant à l'Arsenal, avait donné des soins infructueux à un homme respectable, âgé d'environ cinquante ans, né valétudinaire, et cruellement tourmenté par la révolution. Ce malade avait été traité pendant long-tems, et sans succès, dans la ville où il demeure, par un médecin très-recommandable. Il me fut adressé par M. Vidal, et se rendit chez moi ayant un ulcère considérable avec carie à la voûte palatine, un ozène qui l'infectait et lui faisait salir douze ou quinze mouchoirs par jour. Ces accidens étaient accompagnés de coliques néphrétiques et de suppression d'urine. Il y eut exfoliation de la carie, qui laissa un trou de la largeur d'une pièce de vingt-quatre sous. Depuis l'exfoliation, les alimens sortaient par ce trou, et se répandaient sur la lèvre supérieure, de sorte qu'il était obligé de se pencher fortement en arrière pour pouvoir avaler.

Dans l'espace de trois mois, cette large ouverture s'est fermée. Il a été parfaitement guéri avec quatorze bouteilles ; ce nombre a été nécessaire à cause de la longue interruption du traitement, occasionée par les coliques néphrétiques. La santé de ce malade est aujourd'hui parfaite.

Vingt-deuxième. — Un artiste célèbre d'un des premiers théâtres de la capitale, après avoir essuyé plusieurs traitemens infructueux, se présenta chez moi dans un état effrayant de maigreur : il portait sur la tempe gauche, et sur la paupière inférieure du même côté, deux ulcères prêts à se réunir, et larges comme un petit écu ; sa paupière était presque détruite ; de gros bourgeons charnus, qui paraissaient cancéreux, couvraient sa tempe, et rendaient épouvantable l'aspect de ce malade, ce qui le réduisait au désespoir. Je l'engageai à rester chez moi, en lui promettant une guérison parfaite. Après trois mois de traitement, tous ses maux furent guéris ; il jouit depuis ce tems de la plus brillante santé, et me donne très-souvent des marques de sa vive reconnaissance.

Vingt-troisième. — Le nommé B., ouvrier imprimeur, ayant été conscrit, avait éprouvé plusieurs traitemens dans les hôpitaux, et avait été renvoyé comme incurable. Il avait quinze ulcères vénériens et scrofuleux sur toute la poitrine, et principalement sur le sternum, qui avaient résisté à tous les moyens imaginables. Il me fut adressé par M. de Gerando, alors secrétaire-général du ministère de l'intérieur, et guérit parfaitement par l'usage du Rob, combiné avec les antiscrofuleux.

Vingt-quatrième. — Un administrateur des vivres de l'armée, attaqué de la maladie la plus grave, et traité par plusieurs médecins pendant trois ans, était réduit à la dernière extrémité par un ulcère gangréneux qui occupait le sacrum, avait déjà rongé les tégumens ainsi que les muscles, dénudé entièrement le coccyx, et atteint les apophyses de l'ischium. Tous ces accidens, accompagnés de fièvre et de diarrhée, avaient mis le malade dans le plus grand danger : il a été guéri dans l'espace de trois mois par l'usage du Rob, aidé des pansemens convenables.

Vingt-cinquième. — Un monsieur avait, depuis sept mois, un ulcère à la gorge, et des boutons sur le nez ayant l'aspect de pustules. Après avoir pris quelques remèdes antivénériens, cent bains et autant de bouteilles de tisane et de sirop de bardane, le sublimé en pilules, sans éprouver aucun soulagement ni aucun changement dans l'état des symptômes, il fit encore seize frictions mercurielles sans succès. On lui conseilla le Rob; au bout de six bouteilles tous les symptômes disparurent; huit bouteilles complétèrent et assurèrent sa guérison.

Vingt-sixième. — M. G., adjudant, attaqué depuis trente mois d'une maladie vénérienne, traitée trois fois par divers praticiens qui lui administrèrent les frictions et pilules mercurielles, la liqueur oxygénée, sans aucun succès, se décida à faire le traitement du Rob. A cette époque, il avait des dartres enflammées et douloureuses sur différentes parties du corps, des exostoses aux jambes, aux bras, au front, un gonflement considérable au genou, et douleurs aux autres articulations. Son état de débilité lui empêcha de prendre la dose ordinaire du Rob; il commença à celle qui est prescrite pour les femmes. A la troisième bouteille, le malade éprouva un mieux marqué ; à la sixième, un grand changement favorable ; peu à peu tous les symptômes disparurent, et douze bouteilles le guérirent entièrement.

Vingt-septième. — Après quinze jours d'un commerce avec une femme suspecte, un monsieur eut à la gorge une inflammation qui augmenta tellement, qu'en moins de quelques jours il perdit entièrement la parole, ne pouvait opérer la déglutition qu'avec grande difficulté et douleur extrême : les gargarismes astringens et rafraîchissans furent employés sans apporter aucun amendement ; enfin il se forma bientôt un vaste ulcère au voile du palais, qui, jugé vénérien, fit prescrire au malade douze bains, huit frictions mercurielles, et la liqueur de Van-Swieten pendant quarante jours. Ce traitement arrêta les progrès de l'ulcération ; mais une salivation survint, et dura cinq mois. Les selles étaient rares et pénibles, mêlées de sang. Le malade entra alors à l'hôpital de Bruxelles, prit encore dix-huit frictions ; et quatre-vingt-dix-neuf jours de traitement lui firent croire qu'il en sortait guéri. Quelques jours après, de nouveaux ulcères parurent à la gorge ; il les toucha avec l'acide sulfurique et la solution mercurielle. Il arriva à Paris avec un chancre qui s'étendait de l'extrémité de la langue jusqu'à sa base, un gonflement considérable des gencives, accompagné d'une salivation abondante qui dura plusieurs semaines. Telle était la position de cet infortuné quand il se décida à faire usage du Rob. Dix bouteilles et deux mois de traitement le guérirent radicalement.

Vingt-huitième.—Un monsieur, âgé de trente-cinq ans, d'une complexion faible, militaire depuis l'âge de vingt ans, gagna des chancres au gland, dont trois situés près du frein qu'ils détruisirent bientôt. Ils furent traités par l'onguent mercuriel et la pierre infernale, cicatrisèrent en quelques jours, et le malade se crut guéri. Depuis lors, toutes les fois qu'il approchait des femmes, il en résultait toujours des excoriations au gland et au prépuce. Enfin, au bout d'un mois, un nouveau chancre reparaît sur le gland, accompagné de boutons ulcérés à l'anus, rendant une eau roussâtre et d'une odeur infecte. Nouveau traitement par le sirop de Cuisinier avec addition de sel mercuriel; mais pendant celui-ci, il éprouve des maux de tête affreux, la chute des cheveux et des sourcils, des selles sanguinolentes, des douleurs articulaires, principalement aux bras. On prescrit les frictions; et, pour remédier aux maux de tête, regardés comme nerveux, l'infusion de tilleul, les bains de pied, les sangsues; mais le mal ne cédant pas à ces moyens, on eut recours à la solution mercurielle. Au bout de quelque tems de ce nouveau traitement, les douleurs de tête cédèrent un peu, et le malade fut moins faible; mais les douleurs dans les bras étaient toujours aussi violentes, et le privaient de leur usage. Cet état dura ainsi neuf mois, lorsqu'une fièvre tierce survint avec coliques violentes. Le quinquina administré dissipa la fièvre; mais les accidens dépendans de la cause première subsistaient encore. Une exostose, grosse comme un œuf de pigeon au côté gauche du coronal, et une autre moins considérable, située au dessus de l'œil du même côté, qui empêchait de l'ouvrir entièrement, vinrent encore aggraver l'état déjà fâcheux du malade. C'est alors que le Rob fut conseillé et commencé tout aussitôt. Neuf bouteilles dissipèrent les exostoses, et douze achevèrent la guérison.

Vingt-neuvième. — Un employé des ponts et chaussées gagna un chancre à la verge, fut traité par le mercure pendant trois semaines, et parut guéri. Six mois après, un petit bouton rouge survint à l'extrémité du nez ; le malade n'y fit aucune attention pendant six autres mois ; alors son inquiétude le conduisit vers un chirurgien qui lui administra de nouveau le mercure à l'intérieur et à l'extérieur. Dans cet état, le malade contracta sans doute une nouvelle maladie, puisque deux chancres se montrèrent dans le lieu primitivement affecté, et qu'il survint un bubon dans l'aine droite. Le traitement mercuriel fut repris, et suivi pendant trois mois. Tous les symptômes disparurent, excepté l'ulcère au nez, qui, au lieu de diminuer, fit de nouveaux progrès. Il résista à divers autres traitemens. Cinq ans se passèrent ainsi, lorsqu'une dernière administration du mercure produisit du mieux, et finit même par amener la cicatrice, en laissant seulement une rougeur au nez, aux joues, à la lèvre supérieure. Le malade se maria. Au bout d'un an, l'ulcère s'ouvrit de nouveau, et s'étendit bientôt à toutes les parties primitivement affectées. Le nez offrait une perte de substance considérable à la partie inférieure. Le traitement mercuriel fut encore entrepris, et trois mois n'amenèrent aucun changement. Le malade se décida à prendre le Rob, et quatorze bouteilles opérèrent la guérison radicale. Depuis ce tems, sa santé a toujours été bonne.

Trentième.—Un militaire, âgé de vingt-huit ans, gagna un chancre à la partie inférieure du gland. Il le brûla, et ne fit aucun traitement. Quatre mois après, plusieurs exostoses se montrèrent au côté gauche de la tête, avec surdité du même côté, et douleurs violentes. Le malade commença le Rob, et dix bouteilles le guérirent complètement.

Trente et unième.—Une dame, âgée de quarante-cinq ans, d'un tempérament lymphatique, était affectée d'une exostose depuis quatre ans. Celle-ci occupait le tiers moyen du tibia droit. Plusieurs traitemens mercuriels avaient été faits infructueusement. La tumeur osseuse était très-douloureuse, les malléoles très-gonflées, le sommeil presque nul, à cause de la violence des douleurs nocturnes. Une nouvelle exostose s'était développée depuis peu à l'os coronal près l'arcade surcilière gauche. Affaiblie par la maladie, et la quantité de remèdes qu'elle avait pris, elle fut mise à l'usage du Rob. Huit bouteilles et la tisane de salsepareille, avec le régime prescrit, en deux mois lui rendirent la santé.

Ici se bornent les observations qui peuvent prouver suffisamment l'efficacité du Rob anti-siphilitique dans tous les cas vénériens. Ce remède est employé journellement, et les mêmes succès se répètent sans cesse.

Observations extraites du procès-verbal des malades soumis à l'expérience du faubourg Saint-Denis.

Première. — Un malade, outre les accidens graves ordinaires aux vénériens, était perclus de tous ses membres; il avait les organes de l'ouïe et de la vue attaqués : le procès-verbal dit que ce sujet, déclaré incurable, fut guéri en quarante jours.

Deuxième. — Il ne fallut que trois mois de traitement pour guérir sur un autre sujet un bubon gangréneux qui avait l'étendue de cinq pouces de long sur trois et demi de large, et qui avait fait juger le malade incurable. Sa guérison a été complète.

Troisième. — Soixante jours suffirent pour la guérison d'un malade qui, à la suite d'un autre bubon prêt à se résoudre, avait le visage couvert de dartres et de pustules en suppuration.

Quatrième. — Une suite d'accidens vénériens fort graves, comme chancres, porreaux, paraphimosis, crêtes à l'anus, bubons, maux de tête violens, pustules, toux opiniâtre, crachemens de sang, ulcère à la gorge, avait affligé ce malade pendant douze ans; il lui restait, lorsqu'il a commencé le Rob, un ulcère aux amygdales et à la luette, des tubercules à la base de la langue, des douleurs insoutenables à la partie moyenne du bras droit, un engorgement aux glandes inguinales, à l'anus une crête.

Mon spécifique l'a guéri malgré son épuisement, quoique jugé incurable par les quatorze médecins qui ont suivi les expériences et rédigé les procès-verbaux.

Observations de deux cures opérées avec le Rob composé par les commissaires de la Société de médecine.

Première. — Le premier malade avait vingt-quatre ans; il était sourd, du tempérament le plus délicat et le plus exténué; il avait une grande partie du gland rongée par un chancre, et le voile du palais presque tout emporté. Le Rob ayant succédé à d'inutiles traitemens mercuriels, la guérison radicale fut obtenue, et le malade n'eut plus à se plaindre de sa surdité.

Deuxième.—Un autre sujet avait eu pendant quatre ans des chancres et d'autres ulcères vénériens qui, par les traitemens ordinaires, disparaissaient et reparaissaient à divers intervalles : il lui restait, à l'époque où le Rob lui fut administré, divers chancres aux parties génitales, des engorgemens aux glandes maxillaires, et des pustules sur presque toute la surface du corps, et particulièrement aux cuisses et au visage ; le procès-verbal le déclare radicalement guéri.

Observation sur la guérison du serrurier Magniez, confié à mes soins par le ministre de l'intérieur.

Le ministre m'écrivit, le 8 fructidor an 4 (22 août 1794), la lettre suivante que je transcris littéralement :

« Le citoyen Magniez, compagnon serrurier, m'expose qu'il est attaqué d'une maladie vénérienne, pour laquelle il a plusieurs fois passé, mais infructueusement, par les remèdes mercuriels. Il annonce que vous lui avez donné l'espoir de le guérir : attendu qu'il serait dans l'impuissance d'acquitter les frais de ce nouveau traitement, il demande qu'il y soit pourvu par le gouvernement.

» L'état malheureux et l'infortune où se trouve le citoyen Magniez me déterminent en sa faveur; je vous autorise à lui administrer votre remède, sous la condition, par vous généreusement souscrite, de n'en réclamer le prix vis-à-vis le gouvernement qu'après avoir effectivement opéré la guérison radicale du malade, et suivant le taux porté par la soumission que vous avez faite, en l'an 2, pour le service des hôpitaux de la marine. »

Signé BENEZECH.

Le malade en faveur duquel cette lettre m'était adressée avait subi, pour une maladie vénérienne des plus graves et des plus invétérées, sept traitemens divers par les méthodes mercurielles, dont deux à la Rochelle, un à l'hôpital de la marine de Rochefort, trois à Bicêtre, et un dernier à l'hospice des Capucins. Tous ces traitemens, quoique administrés par des gens de l'art, lui avaient laissé des ulcères dans l'arrière-bouche, qui peu à peu avaient dévoré la luette, le voile du palais et les amygdales, outre des plaies accompagnées de carie sur le front, suivies d'une exfoliation du frontal plus large qu'un écu de six francs, un autre à l'omoplate droite qui était presque entièrement détruite. Le Rob, pris avec constance pendant quatre mois, lui procura une guérison radicale, et le procès-verbal en fut signé par MM. Andry, Gastaldy et Lebreton.

Observation sur la guérison du sieur Mitrecez, employé à la police de Paris, et confié à mes soins par le même ministre.

Je reçus du ministre Benezech une lettre qui ne mérite pas moins d'être transcrite que celle qui me recommandait le traitement du sieur Magniez; elle est datée du 9 prairial de l'an 4 de la république (29 mai 1795):

« On m'a rendu compte, Citoyen, de l'état douloureux dans lequel se trouve le citoyen Mitrecez, qui vous remettra cette lettre, de l'impuissance où il serait de se procurer le Rob antisiphilitique dont vous êtes auteur, et de l'offre par vous faite de le lui administrer suivant le prix fixé par la soumission que vous avez souscrite au mois de frimaire de l'an 2, pour le service des hôpitaux de la marine, mais sous la condition de ne réclamer aucune indemnité si, contre votre attente, le mal résistait au remède.

» L'intérêt qu'inspire le citoyen Mitrecez, et la confiance que vous avez déjà obtenue, me déterminent à accueillir vos propositions à son égard. Vous pouvez donc entreprendre sa guérison. Je désire que le succès réponde à l'espoir de ce citoyen, et soit pour le gouvernement une preuve particulière de l'efficacité de votre Rob antisiphilitique. »

Salut et fraternité, BENEZECH.

Ce malade, que le ministre honorait de sa bienveillance, avait, comme tous les sujets jugés incurables, traîné son existence douloureuse depuis 1791, de souffrances en traitemens mercuriels, et de traitemens mercuriels en de nouvelles souffrances; le dernier qu'il subit à l'hospice des Capucins lui fit perdre l'œil droit; l'infortuné, réduit au désespoir par son demi-aveuglement, par ses douleurs de tête lancinantes, par l'impossibilité où il était de marcher à cause de son exostose à la jambe droite, se livra avec confiance au traitement par le Rob : son attente fut parfaitement remplie ; et MM. Andry, Gastaldy et Lebreton, qui avaient certifié la cure précédente, constatèrent la maladie du sieur Mitrecez et sa guérison.

Les remercîmens que m'adressa à ce sujet le ministre de l'intérieur, sont contenus dans la lettre suivante, en date du 19 prairial an 4 de la république (5 juin 1796) :

« J'ai reçu, Citoyen, avec votre lettre du 4 de ce mois, les procès-verbaux qui constatent la guérison parfaite des deux individus dont le traitement vous a été confié par mes ordres. Ce succès, vu l'état désespéré de ces malades, donne de l'efficacité de votre méthode la nouvelle certitude que j'avais besoin d'obtenir. Il ajoute à la confiance que les suffrages des médecins distingués dont vous avez mis le rapport sous mes yeux lui avaient depuis long-tems acquise.

» Vous renoncez volontairement au prix de votre remède et de vos soins. Ce désintéressement honore votre civisme, en même tems que vos connaissances et votre zèle pour l'humanité. »

Salut et fraternité, BENEZECH.

Observation sur la guérison d'un malade confié à mes soins par le directoire exécutif.

Le procès-verbal porte que le sujet, d'abord officier aux chasseurs de Cassel, et ensuite officier au 3e. bataillon de la 1re demi-brigade de la légion de police de Paris, a été adressé par les médecins Andry, Jouenne et Lebreton.

Il en résulte que le malade avait été infecté dès le 15 avril 1793 ; que le vice vénérien ayant fait les plus grands progrès, il se fit traiter par les frictions et autres méthodes mercurielles aux hospices de Nantes, d'Angers, de Rennes et de Tours ; que tous ces moyens s'étant trouvés infructueux, il subit trois autres traitemens où les gens de l'art les plus renommés déployèrent vainement toutes ses ressources. Désespérant de sa guérison, il vint chercher à Paris, non de nouveaux remèdes, mais des consolations : le Directoire, auquel deux députés l'adressèrent, fit constater son état par le conseil de santé ; à cette époque, il avait la fièvre tous les soirs, il éprouvait des douleurs insupportables dans l'oreille ; et un ulcère rongeur avait détruit les cornets inférieurs du nez, les piliers antérieurs et postérieurs du voile du palais et les amygdales.

Ce malade jugé incurable a été guéri parfaitement par le Rob ; et voici l'attestation littérale envoyée à cet effet au Directoire :

« Nous, officiers de santé, attestons avoir visité ce jour le citoyen L*** chez le citoyen Boyveau-Laffecteur ; nous estimons sa guérison complète, d'après la santé dont il jouit, et la disparition des symptômes détaillés et énoncés ci-dessus. »

Paris, le 1er ventose de l'an 4 de la République française (20 février 1795).

LEBRETON, ANDRY.

Nous nous réunissons aux officiers de santé ci-dessus désignés, pour attester la vérité des faits énoncés dans le présent procès-verbal.

ESCHASSÉRIAUX jeune, JOUENNE,
Représentans du Peuple.

MÉTHODE

D'ADMINISTRER LE ROB ANTISIPHILITIQUE.

Préparation.

Le premier jour, le malade qui se dispose à subir le traitement par le Rob, doit prendre deux bouteilles d'une tisane d'orge ou de chicorée sauvage, peu manger, se priver de vin, liqueurs, café, crudités.

Le second jour, s'il est d'un tempérament sanguin, sujet à des hémorroïdes ou à des hémorragies nasales, ou enfin s'il existe en lui une disposition inflammatoire, il sera utile qu'il se fasse saigner ou appliquer quelques sangsues, suivant l'indication. Dans le cas contraire, il peut s'en dispenser. Il doit continuer la même tisane et le même régime que la veille.

Le troisième jour, si le malade est d'un tempérament bilieux, a la bouche amère, la langue recouverte d'un enduit muqueux qui annonce une surcharge de l'estomac, il doit prendre un vomitif. Cette précaution devient inutile s'il n'est pas dans la disposition indiquée. Le soir, il prendra seulement un bouillon ou une soupe légère.

Le quatrième jour, que le malade se soit fait ou non saigner, qu'il ait pris ou non le vomitif, il se purgera (1).

Deux heures après la prise de la médecine, ou après le premier effet, il commencera à boire le bouillon aux herbes, ou le bouillon gras simplement coupé avec les trois quarts d'eau, en continuant d'en prendre une tasse de demi-heure en demi-heure jusqu'au dîner. Il doit vivre d'alimens très-légers.

Administration du Rob.

Le lendemain de la purgation, le malade doit commencer le Rob, dont la dose ordinaire, pour les hommes, n'est jamais plus de

---

(1) La médecine qui convient le mieux se compose de :

Manne, deux onces;
Follicule de séné, deux gros;
Sulfate de potasse, deux gros.

On verse dessus le tout un verre d'eau; on laisse infuser pendant toute la nuit, on passe le lendemain matin à travers un linge. Elle doit être prise froide. Tout autre purgatif approprié à l'état, à la constitution du malade, peut remplacer celui indiqué.

six, et pour les femmes, de quatre cuillerées à bouche. Il doit le boire froid et à jeun. Les personnes malades depuis long-tems, et affaiblies par de longs traitemens, qui ont la fièvre lente, doivent le commencer à petites doses.

Dans tous les cas, le malade doit se laisser guider par le praticien qui juge souvent mieux que lui-même l'état de ses forces.

Pour la commodité des malades et l'observation attentive des distances entre le Rob, la tisane et les repas, il est bon d'indiquer ici la distribution la plus convenable du tems:

Le matin, à six heures, le malade prend la première dose du Rob;

A huit heures, le premier verre de tisane de salsepareille (1);

A neuf heures, le second;

A neuf heures et demie, le troisième;

---

(1) Prenez: salsepareille coupée et lavée, deux onces en hiver, une once et demie en été; mettez infuser dans une marmite de terre vernissée, depuis le matin, dans trois pintes d'eau; le soir, faites bouillir lentement pendant une heure; laissez infuser toute la nuit en enterrant le vase dans la cendre chaude. Le lendemain, passez ou décantez avec soin.

Pour les femmes, et dans les pays chauds, on réduira la dose de salsepareille d'une demi-once.

Il est utile de diviser la tisane préparée en deux portions,

A dix heures, le quatrième;

A dix heures et demie, le cinquième;

A onze heures, le sixième;

A onze heures et demie, le septième.

A midi, il dîne avec six onces de pain bien cuit et rassis, et une cotelette de mouton grillée, deux petites au plus, ou l'équivalent en bœuf, mouton, volaille, veau, rôtis ou grillés. Il ne prend pour boisson que sa tisane pendant tout le traitement.

On peut remplacer les alimens indiqués par du poisson frit à l'huile, grillé, ou cuit à l'eau, des œufs frais à la coque, au bouillon ou à l'eau. Tous les autres sont expressément défendus, principalement le laitage.

Pendant les quatre heures qui suivront le repas, le malade n'a rien à prendre; s'il a soif, il boira de la décoction sudorifique.

A quatre heures, il avalera la seconde dose de Rob;

A six heures, le premier verre de tisane;

---

celle qui est réservée pour le soir doit être placée dans un lieu frais, et le vase doit être couvert.

La tisane dans sa confection, et la salsepareille dans son choix, exigent la plus grande attention.

Elle doit être prise froide en été, dégourdie en hiver

A sept heures, le second;

A sept heures et demie, le troisième;

A huit heures, le quatrième;

Enfin, à huit heures et demie, le dernier verre.

A neuf heures, il soupera comme il aura dîné.

Il observera constamment le même régime pendant tout le tems que durera son traitement. On peut bien changer les heures de la prise du Rob, mais il est essentiel de mettre les mêmes intervalles entre le Rob, la tisane et le repas.

Le séjour du lit, le matin, est une chose avantageuse; celui de l'appartement est indispensable, surtout pendant l'hiver.

Dans cette dernière saison, moins favorable que les autres, le malade ne doit pas quitter la chambre dont la température doit être douce et uniforme. Il fera bien de se vêtir de flanelle des pieds à la tête. Dans le tems chaud, de midi à quatre heures, il peut faire une promenade, en ayant le soin de ne point s'exposer au courant d'air; il ne doit pas faire d'exercice forcé ni risquer d'être mouillé.

Il prend ordinairement quatre bouteilles de suite sans rien changer au régime, excepté de diminuer la dose du Rob, si le ventre est trop relâché. Après la quatrième bouteille, il suspend l'usage du remède durant quatre ou cinq jours. Pendant ce tems, il continue sa tisane comme avant, en commençant à la boire dès le matin en s'éveillant, et quatre heures après le dîner. Il ajoute à la nourriture prescrite une soupe ou un potage au déjeuner et au souper. En prenant ainsi la tisane à sept heures du matin, il peut déjeuner à onze heures, et avancer d'autant son souper. Ce repos permet au malade de prendre quelques forces, remet son estomac, et donne enfin au Rob une nouvelle activité pour la fin du traitement.

Le soir du dernier jour de ce repos, il est important que le malade se contente d'une soupe ou d'un potage ; le lendemain il reprendra le Rob à la même dose et de la même manière jusqu'à la fin du traitement.

Le nombre de bouteilles de Rob nécessaire varie suivant les cas. Ordinairement huit bouteilles complètent le traitement; mais il arrive souvent que la gravité de la maladie, son ancienneté, forcent de pousser jusqu'à dix, douze, et même plus.

Le traitement achevé, il est indispensable que le malade continue encore la tisane de salsepareille pendant une quinzaine, et en suivant le même régime que dans le repos indiqué.

Il augmentera graduellement la quantité de ses alimens, se privera encore de vin, et s'astreindra enfin au régime de convalescence. A la fin des quinze jours, il se préparera à la purgation, en buvant, pendant deux ou trois jours, la tisane de chicorée sauvage et d'orge mondé. Enfin, il se purgera comme il l'a fait avant de commencer le traitement.

Tous les pansemens se feront simplement avec la charpie et l'eau de guimauve. Les lavemens seront utiles, employés de tems à autre, pour entretenir la liberté du ventre.

Lorsque le malade est dans un état de dépérissement qui ne lui permet pas l'usage des viandes rôties, on peut y substituer les soupes, les potages de vermicelle, le riz, le sagou, le salep, la fécule de pommes de terre, au gras ou à l'eau sans beurre, mais seulement avec un peu de sucre, les pruneaux bien cuits. Dans ces cas fâcheux, on joint au Rob quelques médicamens toniques qui n'en peuvent contrarier l'effet, et dont le choix est laissé à l'expérience du praticien. Lorsque les forces sont rétablies, il est bon de cesser leur usage.

Les femmes attendront, pour commencer le traitement, deux ou trois jours après le flux menstruel, à moins que le cas ne soit pressant; mais une fois ce traitement commencé, l'apparition des règles n'indique pas de l'interrompre.

Le malade peut enfin s'en rapporter au journal pour l'administration du Rob.

QUATRIÈME PARTIE.

PIÈCES ORIGINALES

Destinées à constater les expériences faites avec le Rob, et ses succès pour la guérison des maladies vénériennes.

PLUSIEURS de ces pièces sont déjà disséminées, du moins en analyse, dans cet Essai ; d'ailleurs, le peu d'espace qui me reste m'oblige à me circonscrire : je vais donc me borner à quelques mémoires, et surtout à donner la copie littérale de l'arrêt du Conseil, qui fut mon premier titre ; ce qui peut servir à prouver aux hommes droits que ce n'est pas sans motifs que j'ai été honoré de la protection du gouvernement.

Arrêt du conseil d'état du Roi, extrait des registres du conseil d'état, du 12 septembre 1778.

Sur la requête présentée au Roi, étant en son conseil, par le sieur DENIS LAFFECTEUR, ancien inspecteur des vivres (1), contenant qu'il est possesseur d'un Rob antisiphilitique par lequel, sans le secours du mercure, on peut obtenir la guérison des maladies vénériennes les plus invétérées; que le public ayant été trop souvent trompé par des remèdes dont les effets n'ont pas répondu aux promesses de ceux qui les annonçaient, le suppliant a demandé, avant tout, que celui-ci fût non-seulement soumis à des analyses qui garantissent la fidélité de la déclaration qu'il a faite qu'il n'entre dans sa composition aucun agent tiré du règne minéral, mais encore que son efficacité fût constatée par des expériences faites sous les yeux des magistrats; que le sieur intendant de la généralité de Paris, toujours occupé de ce qui peut contribuer au bien de l'humanité, a bien voulu ordonner que l'expérience en fût faite par le sieur Poissonnier Desperrières, médecin de la généralité, dans l'hôpital des casernes de Saint-Denis, sur trois soldats de recrue du corps des pionniers; que, quoique cette première expérience ait eu tout

(1) Nombre de fois j'ai annoncé que Laffecteur n'a jamais été que mon commis et mon prête-nom.

le succès qu'il était possible d'en espérer, ainsi qu'il résulte des procès-verbaux qui ont été dressés pour constater l'état des trois malades, et leur parfaite guérison, le sieur Desperrières ne l'ayant pas trouvée suffisante pour porter un jugement certain sur l'efficacité du remède, le suppliant, respectant une circonspection aussi louable que conforme aux vues du bien public dont il est lui-même animé, a consenti qu'elle fût répétée à ses frais, et avec toutes les précautions qui seraient jugées convenables sur un plus grand nombre de sujets tirés de la maison de Bicêtre; qu'en conséquence des ordres donnés par le sieur lieutenant-général de police, il a été livré au sieur Desperrières douze sujets dans l'état le plus déplorable par les ravages du virus trop long-tems négligé et la réunion des divers accidens qui en sont la suite; qu'ils ont tous été conduits dans une maison destinée à cet effet par le suppliant, rue du Faubourg-Saint-Denis, et soumis au traitement par lui indiqué sous l'inspection du sieur Lebreton, chirurgien préposé par le sieur Desperrières, avec les précautions détaillées dans les procès-verbaux dressés à cette occasion, pour prévenir toute communication avec les malades, et l'administration frauduleuse d'aucun autre remède; que, pour donner à cette nouvelle expérience toute l'authenticité nécessaire, et s'assurer d'une manière certaine et non équivoque de l'effet du remède proposé par le suppliant, le sieur Desperrières a eu soin de faire constater l'état des malades dans le moment où ils lui ont été remis par les sieurs Borie, Geoffroi, Darcet, Poissonnier, Vicq-d'Azir, Charles Leroy et Andry, tous docteurs de la Faculté ou membres de la Société royale de médecine de Paris; que le traitement consigné dans le journal, tenu exactement pour chaque malade, a été éclairé par les mêmes médecins, et par les sieurs Bucquet, Mauduit et Vanier, autres docteurs régens que le sieur Desperrières a successivement appelés; que la guérison a été constatée dans la même forme, suivant les procès-verbaux qui seront joints à la présente requête; qu'il ne restait après toutes ces expériences qu'à constater qu'il n'entrait dans la composition du remède, ainsi que le suppliant l'avait annoncé, aucun agent tiré du règne minéral, et que c'est ce qui est résulté de l'analyse, faite par les sieurs Darcet et Bucquet, du résidu même du remède qui avait servi au traitement de divers malades; que le concours des témoignages des médecins qui ont suivi ce traitement, et des expériences répétées sur un si grand nombre de sujets entrepris dans une situation pour ainsi désespérée, ne peuvent laisser aucun doute sur l'efficacité du Rob antisiphilitique dont le suppliant est possesseur ; qu'il serait utile d'en faire sentir les avantages et les secours qu'on peut en tirer contre un des plus grands fléaux qui affligent l'humanité ; que ce remède, désiré depuis si longtems par les médecins les plus éclairés, n'a aucun des inconvéniens du mercure, dont la vertu, souvent impuissante dans les maladies compliquées, nuit toujours au tempérament, et lui est souvent funeste ; que le suppliant ose donc espérer que Sa Majesté voudra bien en faciliter l'usage, et lui accorder le privilége dont elle a toujours honoré les découvertes utiles, tant pour encourager le zèle des inventeurs ou possesseurs de ces découvertes, que pour leur procurer le dédommagement des dépenses qu'elles occasionent ;

REQUÉRAIT A CES CAUSES le suppliant, qu'il plût à Sa Majesté de lui permettre de vendre et débiter dans tout le royaume un *Rob anti-*

siphilitique, et d'établir à ses frais, tant à Paris que partout ailleurs, les maisons d'hospice qu'il jugera à propos pour le traitement des maladies vénériennes, et non d'autres, avec ledit Rob antisiphilique, sous l'inspection de deux docteurs de la Faculté de médecine de Paris, qui seront en même tems membres de la Société royale, que Sa Majesté jugera à propos de choisir, lesquels suivront le traitement qui sera fait dans lesdites maisons d'hospice, afin d'être à portée de rendre compte journellement des bons ou mauvais effets du remède; l'autoriser en conséquence à marquer les bouteilles qui contiendront ledit Rob antisiphilitique, de son cachet, ou de telle autre marque qu'il avisera; faire très-expresses inhibitions et défenses à toutes personnes de contrefaire ladite marque, à peine de faux et de trois mille livres d'amende, dont moitié applicable à Sa Majesté, et l'autre au suppliant; ordonner que, sur l'arrêt qui interviendra, toutes lettres-patentes nécessaires seront expédiées, avec injonction au sieur lieutenant-général de police de Paris, et aux sieurs intendans et commissaires départis dans les provinces, de tenir la main, chacun en droit soi, à son exécution.

Vu ladite requête, signée AUDA, avocat du suppliant, ensemble les procès-verbaux qui y sont énoncés, et la délibération de la Société royale de médecine:

Ouï le rapport;

Le Roi étant en son conseil, ayant aucunement égard à ladite requête, a permis et permet audit Denis Laffecteur, de vendre et débiter dans tout le royaume ledit Rob antisiphilitique, à la charge néanmoins de ne pouvoir le livrer pour le traitement des maladies vénériennes que sur l'ordonnance des gens de l'art, et de ne pouvoir l'administrer que sous leur inspection, et notamment dans la ville et faubourgs de Paris, que sous l'inspection et direction de MM Andry et Paulet, médecins de la Faculté et membres de la Société royale de médecine, que Sa Majesté a commis et commet pour suivre les effets dudit remède, et en rendre compte à la Société.

En conséquence, Sa Majesté a autorisé et autorise ledit Laffecteur à marquer les bouteilles qui contiendront ledit Rob antisiphilitique, de son nom, de son cachet, ou de telle autre marque qu'il avisera; fait, Sa Majesté, très-expresses inhibitions et défenses à toutes personnes de contrefaire ladite marque, à peine de faux, et de mille livres d'amende, applicables moitié au profit de Sa Majesté, et moitié au profit dudit Laffecteur; enjoint Sa Majesté au sieur lieutenant-général de police de Paris et aux sieurs intendans et commissaires départis dans les provinces, de tenir la main, chacun en droit soi, à l'exécution du présent arrêt, sur lequel toutes lettres nécessaires seront expédiées.

Fait au conseil d'Etat du Roi, Sa Majesté y étant, tenu à Versailles, le 12 septembre 1778.

Signé AMELOT.

Extrait de l'enregistrement fait à la préfecture de police.

N° I. Vu et enregistré le présent titre, dont copie collationnée a été déposée à la préfecture de police, conformément à l'article 2 de l'ordonnance de police du 10 thermidor an 13, par le sieur PIERRE BOYVEAU, ancien médecin, demeurant à Paris, rue de Varennes, n° 10, division de l'Ouest, pour continuer à vendre et annoncer le Remède connu sous le nom de *Rob antisiphilitique*, etc. (1).

A la préfecture de police, à Paris, le 11 vendémiaire an 14.

Le conseiller d'état, préfet de police,

DUBOIS.

Le chef de la 3e division,

CHICOU.

Par le conseiller d'état préfet,

Le secrétaire-général,

PIIS.

En conséquence des succès de ces premières expériences, les médecins occupés de la rédaction de la *Gazette de Santé*, en rendirent compte dans la feuille du 25 octobre 1778, n° LIII, de la manière suivante :

Extrait de la Gazette de Santé.

Depuis que le mal vénérien existe en Europe, on n'a cessé de chercher les moyens propres à combattre ses redoutables effets. Presqu'à la naissance de la maladie, les bois

(1) On a prouvé que Laffecteur n'a jamais été que son commis et son prête-nom.

sudorifiques et le mercure furent mis en usage. Ces deux secours sont devenus la base de presque tous les remèdes vantés pour cette maladie. Le mercure surtout, malgré l'ancien préjugé qui le mettait au nombre des poisons froids, a passé jusqu'ici pour le remède le plus puissant que l'art ait pu imaginer contre ce fléau. L'efficacité du mercure a été prouvée par la sanction des hommes les plus éclairés et les plus expérimentés dans l'art de la médecine.

Mais, en avouant ses avantages, peut-on se dissimuler ses inconvéniens, et combien la méthode la plus sûre, qui est celle des frictions, est gênante, désagréable, exige de précautions, soit pour préparer le malade, soit pour le mettre à couvert des accidens quelquefois inévitables de la part du mercure, tels que la salivation, etc.? Ajoutez à cela la longueur du traitement, la maigreur et quelquefois le dépérissement du malade, qu'il faut rétablir enfin avec des restaurans, du lait, etc. Ce sont sans doute ces considérations qui avaient fait préférer par Fernel, Paulmier, etc., l'usage des bois sudorifiques au mercure, et fait désirer à tous les médecins la découverte d'un remède interne qui remplît leurs intentions, sans faire éprouver aux malades de pareils accidens.

Les diverses préparations mercurielles ont été d'un faible secours, comparées au mercure en substance, auquel elles ont été jugées inférieures, puisque, sans mettre à l'abri des inconvéniens ordinaires du mercure en frictions, elles n'en ont pas le même avantage, et exposent d'ailleurs à l'action corrosive des sels qui résultent de la combinaison du mercure avec les acides minéraux ou végétaux.

On était donc réduit, lorsqu'il s'agissait de guérir radicalement le mal vénérien, à prendre les plus grandes précautions, à préparer le corps, à adoucir, à corriger sans cesse le remède. Tous ces inconvéniens ont sollicité le zèle des gens de l'art à s'occuper de la découverte d'un moyen de guérir cette maladie, comme on dit, *citò, tutò et jucundè.*

Le possesseur d'un remède réunissant ces propriétés, encouragé par des succès multipliés, a osé se présenter.

Il a demandé des malades et des juges. Les premières expériences ont été faites à Saint-Denis; elles ont réussi. On n'a pas cru cette épreuve suffisante, comme de raison : on a pris à Bicêtre douze sujets atteints de maladie vénérienne. Les médecins les plus célèbres de la capitale ont été invités à venir les voir et constater leur état ; un grand nombre, dont tous sont de la Faculté ou de la Société royale de médecine de Paris, ont suivi avec exactitude le traitement. On a été étonné de la manière prompte et efficace avec laquelle ce remède agit sans accidens, sans inconvéniens. Soumis à l'analyse chimique, il n'a rien offert de métallique. Ses effets, dont nous avons été témoins, nous forcent de dire que depuis qu'on cherche des remèdes contre ce fléau de l'humanité, on n'a pas encore fait de découverte si heureuse.

Sur le rapport fait à la Société royale de médecine, et sur la délibération de cette compagnie, Sa Majesté vient d'accorder au propriétaire du remède un arrêt de son conseil, en date du 12 septembre, dont l'objet est d'en favoriser la vente et la distribution, et d'en faire constater journellement les effets sous les yeux de deux médecins de la Faculté de Paris et de la Société royale de médecine, chargés d'en diriger l'administration dans une maison particulière établie à cet effet à Paris, et d'en rendre compte à leur compagnie.

Ce remède consiste en un Sirop épais ou

plutôt un Rob, dont la saveur n'est point désagréable. Pour se le procurer, il faut s'adresser, avec un billet signé d'un médecin, au sieur Laffecteur, rue de Bondy (1).

On y trouve une instruction qui indique les doses et la manière de s'en servir.

Les précautions qu'on a prises, celles qu'on prend pour s'assurer de l'efficacité de ce remède, et pour constater ses effets sous les yeux des médecins, sont une preuve de la sagesse du gouvernement, qui ne permet pas que, sur un objet de cette importance, la vie des citoyens soit continuellement exposée aux prestiges et aux surprises de la charlatanerie.

Indépendamment de ces premières épreuves, la Société royale de médecine de Paris a nommé huit commissaires, qui se sont eux-mêmes procuré les drogues nécessaires pour la préparation du Rob du sieur Laffecteur; et avec ce remède ainsi composé, de nouveaux commissaires ont traité plusieurs malades gravement

---

(1) Tout le monde sait que M. Denis Laffecteur n'a jamais été que le prête-nom du docteur Boyveau, demeurant dans sa maison, rue de Varennes, n° 10.

atteints du virus vénérien ; et la Société royale de médecine s'exprime sur cette double expérience en ces termes :

Extrait des registres de la Société royale de médecine de Paris.

La Société royale de médecine ayant entendu, dans sa séance tenue le 10 septembre 1779, le rapport des commissaires (ils étaient au nombre de huit) (1) qu'elle avait nommés pour préparer le Rob de M. Laffecteur, suivant la recette qu'il avait communiquée, avec les drogues qu'ils se sont eux-mêmes procurées ;

Duquel rapport il résulte que ce remède ne contient pas de mercure.

Ayant entendu depuis, dans sa séance tenue le 7 avril 1780, le rapport des commissaires qu'elle avait nommés pour administrer le Rob

(1) C'étaient MM. Lassone, Geoffroy, Lorry, Bucquet, Macquer, Poultier de la Salles, Montigny, et le duc de la Rochefoucauld, tous chimistes célèbres et membres de la ci-devant Académie des sciences.

du sieur Laffecteur ainsi préparé, à des malades attaqués de maladies vénériennes;

Duquel rapport il résulte,

1°. Que sur six malades, un a été rejeté, parce qu'il s'est manifesté, dès le commencement du traitement, des symptômes produits par le mercure que ce malade avait pris à Bicêtre peu de jours auparavant;

2°. Que deux autres ont été jugés complètement guéris par la disparition totale des symptômes très-graves, dont aucun n'est revenu depuis trois mois que le traitement est fini;

3°. Que deux autres malades ayant été traités par la même méthode, leur santé a été bien rétablie, et tous les symptômes vénériens ont également disparu, excepté quelques excroissances qu'il est indispensable d'enlever dans toutes les méthodes, et à l'extirpation desquelles les malades se sont constamment refusés;

4°. Que le dernier est également bien rétabli; qu'une excroissance très-considérable, placée auprès de l'anus, ayant été extirpée dans l'époque convenable du traitement, la plaie s'est bien cicatrisée, et qu'aucune trace de cette excroissance n'a paru; que des excroissances moins considérables, situées dans l'intestin, ont disparu sans opération; qu'il en est seulement resté quelques-unes très-petites et dures que la première cachait, et à l'extirpation desquelles le malade n'a jamais voulu consentir, ce qui fait présumer que la première excroissance, qui était très-volumineuse, n'ayant point pullulé long-tems après son extirpation, il en aurait été de même des autres tumeurs très-petites, si elles eussent été enlevées.

La lecture de ces deux rapports ayant été entendue, la compagnie a pensé,

1°. Que le Rob du sieur Laffecteur, tel qu'il a été préparé, ne contient point de mercure;

2°. Que le remède et la méthode du sieur Laffecteur peuvent guérir les maladies vénériennes confirmées;

3°. Que cette méthode n'exclut point les traitemens particuliers accessoires, les précautions et les modifications relatives aux circonstances qu'il est impossible de désigner, et qui doivent être laissées à la prudence du médecin;

4°. Que ce remède, ne contenant point de mercure, peut devenir surtout utile dans les cas où l'on aurait quelque inconvénient à craindre de l'usage, soit intérieur, soit extérieur, des préparations mercurielles, telle que serait, par exemple, une complication de virus vérolique et scorbutique.

Je certifie que le présent extrait est conforme à l'original contenu dans les registres de la Société royale de médecine, le 20 avril 1780.

Signé VICQ-D'AZIR,
Secrétaire perpétuel.

Je prie le lecteur d'observer qu'il y a près de quarante ans que toutes ces expériences ont été faites par la Société de médecine, et qu'elles ont duré dix-huit mois. On voit par là que cette compagnie célèbre a pris les plus sages précautions pour s'assurer de la fidélité et de la bonté de mon remède, et qu'il est le seul de ce genre qu'elle ait honoré de son suffrage.

Depuis cette époque, mon spécifique a obtenu, dans les quatre parties du monde, le haut degré de confiance que ses innombrables succès lui ont mérités ; j'ai établi des entrepôts dans plusieurs capitales des deux hémisphères, ainsi que dans plusieurs autres villes ; ce qui a excité contre moi une envie démesurée de la part des empiriques qui ont souvent préféré et préfèrent encore tuer avec leurs remèdes que de guérir avec le mien ; envie qui a gagné quelques membres des Facultés, au point que le comité médical de Nancy, par une fausse application de la loi du 21 germinal an 11, sur l'organisation de la pharmacie, fit indûment saisir mon Rob, en l'an 12, dans l'entrepôt que j'ai dans cette ville.

Le principal moteur de cette violence était un nommé Mandel, pharmacien à Nancy, dont l'acharnement dans cette affaire annonçait la plus basse jalousie. Ce même individu fit faire pareille saisie à Toul et à Mayence. J'adressai mes justes réclamations à MM. les préfets de ces villes ; ils renvoyèrent cette affaire à S. Exc. le grand-juge ministre de la justice, qui, ne voulant rien prendre sur lui, en fit son rapport au conseil d'Etat.

J'eus l'honneur d'écrire à S. Exc. le grand-juge, tant pour lui demander justice sur les saisies qui avaient été illégalement faites, que pour le prier de vouloir bien prendre des mesures telles qu'elles pussent désormais prévenir d'aussi scandaleux abus.

Je soumis aussi moi-même cette affaire au conseil d'Etat, en lui fournissant tous les renseignemens capables d'éclairer sa religion, entre autres la pièce suivante :

Question de propriété soumise au conseil d'Etat.

L'article 36 de la loi du 12 germinal an 11 est-il applicable à la vente d'un remède dont la composition est devenue la propriété de l'auteur,

1° Par arrêt du conseil d'Etat,

2° Par arrêté des comités de gouvernement,

3° Par des marchés authentiques avec différens ministres pour la fourniture des hôpitaux de la marine ?

L'analyse de cette question importe beaucoup en ce moment au médecin Pierre Boyveau-Laffecteur. Si la décision à intervenir au conseil d'Etat ne lui était pas favorable, il se trouverait par le fait rangé dans la classe des manipulateurs et distributeurs de remèdes équivoques ou dangereux, qui, s'appliquant indistinctement à toutes les maladies, n'en guérissent aucune, et en aggravent la majeure partie.

Le docteur Boyveau, en se vouant uniquement au traitement d'une seule maladie, en a combattu depuis plus de trente ans les ravages avec un succès qui a pu exciter quelque jalousie, mais qui a réduit jusqu'à ce moment tous les détracteurs au silence.

L'arrêt du conseil d'Etat, du 12 septembre 1778, et les rapports de la Société de médecine de Paris, du 10 septembre 1779, ont légitimé la distribution de ce remède, et en ont consacré l'efficacité. La libre circulation en a été si généralement reconnue nécessaire à l'humanité souffrante, qu'un arrêté du comité de salut public, en date du 9 vendémiaire an 3, en autorise l'exportation sans la formalité des acquits-à-caution. En établir aujourd'hui le dépôt forcé chez les pharmaciens, et leur attribuer le privilége de la vente, serait tout à la fois une violation du droit de propriété, et priver de fait les victimes timorées des faiblesses humaines du secours d'un spécifique dont le débit ne saurait se faire aussi publiquement, sans une sorte d'attentat à la morale publique.

La loi précitée, du 21 germinal an 11, veut que tous remèdes soient préparés et débités dans les officines des pharmaciens; mais elle n'a pu vouloir étendre cette disposition générale à la vente d'un remède confectionné par l'auteur, et autorisé par le gouvernement; d'un remède qui ne s'adapte qu'à une seule maladie, et dont les contrefaçons seraient aussi nuisibles à l'humanité que la véritable composition lui est salutaire.

Vingt-sept ans d'expérience ont démontré au réclamant que les pharmaciens à qui il en avait confié le débit n'avaient été que des dépositaires infidèles, souvent même des contrefacteurs dangereux.

D'ailleurs les dépositaires du docteur Boyveau ne font rien par eux-mêmes que l'office d'ami; il n'a pour ainsi dire chez eux qu'un domicile emprunté où il place ses bouteilles, qui sont ficelées et cachetées avec une empreinte sur le verre et une étiquette, de manière qu'il est impossible de les altérer.

C'est sur lui seul que repose toute la responsabilité; c'est lui seul qui parle au public dans ses affiches qui annoncent que ses remèdes se trouvent dans telle ou telle maison ; c'est lui seul qui en prescrit l'usage à tel ou tel malade ; c'est donc lui seul qui vend dans toutes les villes des départemens comme dans Paris ; il n'a pas besoin du ministère des pharmaciens qui seraient bien plus intéressés à vendre leurs remèdes, dont l'effet est lent et souvent nul, que le sien qui guérit *citò, tutò et jucundè*. (Voyez aux Pièces justificatives l'extrait de la *Gazette de Santé*, n° II ; ce sont les médecins qui en conviennent eux-mêmes.)

Boyveau sollicite de la justice du conseil d'Etat et de son amour pour l'humanité souffrante, le maintien du droit qu'il a de débiter son spécifique dans toutes les autres villes, comme il fait à Paris, puisque les lois sont partout les mêmes.

Le médecin Boyveau observe enfin que son remède ayant été analysé, approuvé et composé avec un plein succès par la Société royale de médecine, formée de soixante médecins les plus distingués, ne peut être considéré comme remède secret, et compris dans la loi qui en paralyserait les effets. (Voyez les deux Rapports de cette Société, au n° III.)

Le conseil d'Etat, après avoir examiné l'affaire, ainsi que la question de propriété, en fit un rapport, et un décret fut rendu. (Voyez le *Bulletin des Lois*, décret n° 813, relatif à l'annonce et à la vente des remèdes secrets.)

Qu'il me soit permis de terminer cet ouvrage par une Ode de M. Luce de Lancival, professeur de belles-lettres au Prytanée français. Ce tribut flatteur de sa reconnaissance fait autant l'éloge de son cœur que de ses talens.

ODE

SUR

LE ROB ANTISIPHILITIQUE

DE M. BOYVEAU-LAFFECTEUR.

Des Achilles, des Alexandres,
La sanglante immortalité
Sur des débris et sur des cendres,
A trop bravé l'humanité.
Humanité ! ta voix touchante
M'inspire ; c'est toi que je chante.
Disparaissez, mortels fameux
Par des fureurs et par des crimes ;
Vous avez fait moins de victimes
Que mon héros n'a fait d'heureux.

Ma muse acquitte votre dette,
Vous tous qu'il ravit au trépas :
Votre bouche reste muette,
Le préjugé vous rend ingrats.

Une injuste et fausse décence
Force votre reconnaissance
A rougir de son bienfaiteur;
Mais, moins que vous pusillanime,
Dans le noble élan qui m'anime,
J'oserai nommer LAFFECTEUR.

Depuis trente ans, ce nom qu'implorent
Tous ces êtres désespérés,
Aux maux affreux qui les dévorent
Par un art impuissant livrés;
Ce nom dans l'univers circule :
Je braverai le ridicule,
Et devant tous osant louer
Ce nom, béni dans le silence,
Ma muse fera violence
Aux cœurs qui n'osent l'avouer.

Homme imprudent! tu fais un crime
D'un mal que tu n'éprouves pas;
Mais tremble : il attend sa victime
Au sein des plus chastes appas (1).

---

(1) Une expérience triste et presque générale ne permet point d'en douter, et je ne vois pas pourquoi nous serions sur ce point plus modestes que les Espagnols, chez qui cette maladie n'est pas plus honteuse que toutes les autres.

Ce fléau redoutable, immonde,
Fatal présent du Nouveau-Monde,
Est habile à se déguiser :
Ce germe impur de la licence,
Dans les veines de l'innocence
Peut se transmettre et se puiser.

De Fracastor la muse antique (1)
Osa nous peindre ce fléau :
Ou moins hardie, ou plus pudique,
La mienne écarte ce tableau ;
Mais sous d'aussi tristes images,
Elle tracera les ravages
D'un remède appelé DIVIN,
Remède, hélas ! plus homicide
Que le mal cruel et perfide
Que souvent il combat en vain.

A ces traits on doit te connaître,
De la terre enfant odieux,
Qui portes, *pour raison peut-être*,
Le nom du messager des dieux (2) :
Perfide agent ! fatal Protée !

---

(1) Fracastor, médecin célèbre du seizième siècle, a fait un excellent poëme latin, intitulé *Siphilis*, ou *le Mal de Naples*.

(2) On sait que Mercure était le dieu des voleurs.

Celui que vainquit Aristée,
Avec moins d'art se déguisait :
Tu prends des formes attrayantes (1) ;
Les siennes étaient effrayantes ;
Mais jamais son art ne nuisait.

Et toi !... c'est vous qu'ici j'atteste,
Astruc, son zélé partisan (2),
Si je soutiens qu'il est funeste,
Je ne l'appris qu'en vous lisant :
En vain votre plume le vante ;
Même sous votre main savante,
Il soulage moins qu'il ne nuit :
Se jouant de la médecine,
S'il ne guérit il assassine,
Il empoisonne s'il guérit (3).

Tremblez donc, vous dont la mollesse
Succombe au plus léger combat ;

---

(1) Il se change en sirop, en dragées, en pastilles, en biscuit, en gâteaux, etc., etc.

(2) Voyez son Traité *de Morbis Veneris*, traduit par Louis.

(3) Souvent ceux qui en ont fait usage s'en ressentent toute la vie ; quelquefois il cause les mêmes ravages que le mal qu'il combat, des douleurs dans les membres, des chaleurs aux extrémités, des maux de tête opiniâtres, des étourdissemens, des insomnies, la perte de la mémoire, la mélancolie, l'imbécillité, etc., etc. C'est le sentiment de Vigarous.

Vous que condamne à la faiblesse
L'âge, le sexe ou le climat;
Vous qui, sur le point d'être mères,
Devez vos forces tout entières
Au doux fardeau que vous portez;
Vous enfin qui venez d'éclore,
Tendres fleurs, qui pressez encore
Le sein impur dont vous sortez (1).

Et toi, qui, d'une chaîne heureuse,
Tout près de former les saints nœuds,
Veux d'une épouse vertueuse
Assurer les pudiques feux
Contre des soupçons que peut-être
Ta délicatesse a fait naître;
Hélas! d'un remède assassin
Ta généreuse inquiétude
Bravera donc la certitude
Pour détruire un mal incertain?

Arrête!.... Et vous que l'espérance
Semblait avoir abandonnés,
Ne craignez plus qu'à la souffrance
Vos tristes jours soient destinés.

---

(1) On peut citer encore tant d'innocentes victimes confiées à des nourrices infectées, les enfans trouvés, etc., etc.

Laffecteur vit : son art magique
Possède le dictame unique :
Si vos maux sont invétérés,
Consolez-vous ; sa main propice
Du plus horrible précipice
Vous aura bientôt retirés.

Sans danger, sans dégoût, sans peine,
Son remède réparateur
Va, circulant de veine en veine,
Chercher le venin corrupteur,
Et semble, dans la peur de nuire,
Moins le chasser que l'éconduire.
Grâce aux salubres végétaux (1)
Dont cette liqueur se compose,
Le corps soulagé se repose,
Et sent à peine fuir ses maux.

L'orgueil, l'intérêt et l'envie,
Ont attaqué ce don nouveau :

---

(1) Le Rob antisiphilitique a été décomposé par MM. Bucquet, Darcet et Tessier, et composé par les commissaires de Lassonne, Macquer, Geoffroy, Lorry, Bucquet, la Rochefoucauld, Poultier de la Salle et Montigny, tous membres de l'Académie des sciences : il n'y a que la plus insigne mauvaise foi qui puisse prétendre qu'il y entre du mercure.

Ce Rob où l'on puise la vie
Fut d'abord un faible ruisseau :
On voulut altérer sa source (1),
On voulut arrêter sa course ;
Mais le ruisseau devint torrent ;
Et c'est en vain qu'on voudrait rompre,
C'est en vain qu'on voudrait corrompre,
Son cours rapide et bienfaisant.

Murmure, mais dans la poussière,
Lâche envieux ! vil détracteur !
Dans l'un et dans l'autre hémisphère,
Qui souffre, connaît Laffecteur :
Par sa constante expérience
Il a conquis la confiance
Des peuples et des souverains (2) ;
Son nom cher, surtout à la France,
Depuis trente ans est l'espérance
De nos intrépides marins (3).

---

(1) Il existe encore une foule de contrefacteurs qui font calomnier ce remède précieux.

(2) Le roi de Prusse, le fameux Frédéric, et l'impératrice de Russie, ont fait offrir à Boyveau-Laffecteur les conditions les plus brillantes pour l'attirer dans leurs Etats.

(3) Depuis près de trente ans il fournit les hôpitaux de la marine.

Ses soins heureux devraient s'étendre
A tous nos braves défenseurs ;
Souffrans, ils ont le droit d'attendre
Mêmes secours, mêmes faveurs (1).
O vous, *père de la patrie*,
Entendez sa voix qui vous crie :
» Confiez-lui ces malheureux
» Qu'à leurs tourmens l'art abandonne;
» Et qu'à leur sauveur l'art pardonne,
» Quand il ne peut plus rien pour eux. »

Devant la volonté publique
Le vil intérêt fléchira,
Et d'un orgueil anticivique
L'humanité triomphera :
Mais dussent les prôneurs avides
De tant de poisons homicides
Vendre impunément le trépas ;
Pour sa gloire et pour sa vengeance,
LAFFECTEUR se charge d'avance
De ceux qu'ils ne guériront pas.

---

(1) Boyveau-Laffecteur a présenté à la Convention nationale une pétition par laquelle il offrait de se charger de tous les vénériens incurables de l'Etat : la chose a été proposée plusieurs fois depuis au gouvernement.

J'entends déjà la malveillance,
Q'irrite un légitime encens,
S'armer de ma reconnaissance
Pour calomnier mes accens.
« L'éloge est commandé, dit-elle... »
Il l'est, mais par le plus pur zèle ;
Il l'est, mais par la vérité ;
Et plus d'un cœur que j'interprète,
Tout bas applaudit et répète
Un éloge si mérité.

FIN.

TABLE DES MATIÈRES.

PREMIÈRE PARTIE.

Pages.

Tableau rapide de la Maladie vénérienne. — Origine. . 1
Causes 2
Effets 3
Symptômes 4
Marche 6
Traitement 7

SECONDE PARTIE.

Histoire du Rob antisiphilitique 55

TROISIÈME PARTIE.

Choix d'observations de cures extraordinaires opérées par le Rob antisiphilitique. 64
Méthode d'administrer le Rob antisiphilitique. — Préparation. 133
Administration 134

QUATRIÈME PARTIE.

Pièces originales destinées à constater les expériences faites avec le Rob, et ses succès pour la guérison des Maladies vénériennes 141
Ode sur le Rob antisiphilitique. 165

www.ingramcontent.com/pod-product-compliance
Ingram Content Group UK Ltd.
Pitfield, Milton Keynes, MK11 3LW, UK
UKHW020140200726
13856UKWH00003B/769